儿童常见疾病百问系列

丛书主编　谢鑑辉

杨贵红　黄　鹏　谢鑑辉　邓喜成　主编

儿童先天性心脏病百问百答

学苑出版社

图书在版编目（CIP）数据

儿童先天性心脏病百问百答 / 杨贵红等主编. — 北京：学苑出版社，2021.7
（儿童常见疾病百问系列）
ISBN 978-7-5077-6200-6

Ⅰ.①儿… Ⅱ.①杨… Ⅲ.①小儿疾病－先天性心脏病－问题解答 Ⅳ.①R725.4-44

中国版本图书馆 CIP 数据核字(2021)第 122629 号

责任编辑：黄小龙
出版发行：学苑出版社
社　　址：北京市丰台区南方庄 2 号院 1 号楼
邮政编码：100079
网　　址：www.book001.com
电子邮箱：xueyuanpress@163.com
销售电话：010-67601101（销售部）67603091（总编室）
印　刷　厂：北京建宏印刷有限公司
开本尺寸：710mm×1000mm　1/16
印　　张：6.5
字　　数：61 千字
版　　次：2021 年 7 月第 1 版
印　　次：2021 年 7 月第 1 次印刷
定　　价：40.00 元

本书编写人员

主 审
赵卫华

主 编
杨贵红　黄　鹏　谢鑑辉　邓喜成

副主编
张　凯　杨小晖　李佳蓉　李运飞

编委名单
（以姓氏笔画为序）

王菊蓉	王敬华	邓　芳	邓　婷	付　丹
伍梦娇	刘丽娟	刘　剑	刘　娟	孙荼荣
阳广贤	李　凤	李　阳	李　芳	杨　洋
杨　敏	肖冬玉	肖　娅	沈　媛	张　青
陈　龙	陈冰洁	陈　阳	陈希雅	陈　娜
陈海恒	陈　超	范　潇	易立文	罗金文
周丽欢	胡可可	胡　莉	秦雅莉	徐爱春
郭　浪	郭慧聪	彭颖妮	覃　璐	焦　玲
温　乐	谢笑容	廖高洁	谭思淼	谭婷婷

前言

随着医疗技术的发展，先天性心脏病的检出率逐年增加。自2005年起，先天性心脏病一直是我国围生儿排在首位的高发性出生缺陷，2020年全国妇幼卫生监测及年报通讯显示，2018年围生儿先天性心脏病的发生率为0.9%，位居出生缺陷发生率首位。

先天性心脏病简称先心病，是指在胚胎发育时期由于心脏及大血管的形成障碍或发育异常而引起的解剖结构异常，或出生后应自动关闭的通道未能闭合（在胎儿属正常）的情形。先天性心脏病发病原因目前尚不完全明确，包括遗传因素和环境因素，由于心脏及大血管的发育主要在妊娠8周内完成，因此妈妈在妊娠前3个月感染病毒、受到射线辐射、服用某些药物等，会使宝宝患上先天性心脏病的风险增加。同时，某些遗传因素也会导致先天性心脏病的发生，如唐氏综合征、特纳综合征、努南综合征、豹皮综合征等。

先天性心脏病的种类很多，其临床表现主要取决于心脏畸形部位的大小和复杂程度。一部分的先天性心脏病随年龄增长可以自行痊愈，而大部分的先天性心脏病需要手术干预。由于先天性心脏病的患者容易发生肺部感染、心力衰竭、感染性心内膜炎，甚至猝死等，因此早期诊断、早期手术治疗可以明显改善先天性心脏病的症状及预后。

对于需要手术的先天性心脏病宝宝而言，手术是恢复健康的必经之路，但大部分的家长因为对手术的不了解而处于过度焦虑的状态。本书详细地讲解了先天性心脏病围术期的注意事项，涵盖了先天性心脏病的术前准备、手术注意事项、术后恢复、远期随访健康教育四个方面，从最基本的心脏知识到手术的方式选择，从术前的喂养到术后的喂养，从手术对宝宝的影响到手术后宝宝的恢复，采用一问一答的方式，对家长们最关注的问题一一进行详细解答。本书的文字简洁明了，重要的问题点还配有插图，让先天性心脏病的知识更通俗易懂，从而缓解家长因对手术的无知而产生的焦虑。

本书的编写者都是长期从事儿童先天性心脏病治疗的医务人员，在先天性心脏病宝宝的治疗和护理上具有扎实的理论基础和丰富的临床经验。多年的临床经验让他们了解到家长们的诉求，因此编写了本书，希望能够为想了解先天性心脏病围手术期相关知识的人员提供一定的帮助，特别适用于正在等待手术的先天性心脏病宝宝的家长阅读。

由衷地感谢参与本书编写的专家们,他们奉献了大量的时间和精力,本书的内容才能如此丰富和实用。同时感谢学苑出版社及其编辑人员的大力支持。

由于水平及时间所限,本书编写可能存在不足之处,诚挚期待广大读者批评指正,以便在后续的工作中能够进行改进和完善。

黄鹏

2021年4月

目录

术前篇 01

1. 心脏的结构和功能是什么样的？ / 03

2. 什么是先天性心脏病？ / 05

3. 先天性心脏病有哪些常见的种类？ / 05

4. 先天性心脏病宝宝的专业照顾团队是如何组成的？ / 06

5. 先天性心脏病常见症状有哪些？ / 07

6. 什么是室间隔缺损？ / 07

7. 什么是房间隔缺损？ / 08

8. 什么是动脉导管未闭？ / 09

9. 什么是卵圆孔未闭？ / 10

10. 宝宝为什么会得先天性心脏病？ / 10

11. 患先天性心脏病的宝宝多吗？ / 11

12. 如何尽早发现宝宝得了先天性心脏病？ / 12

13. 为什么有些先天性心脏病宝宝嘴唇发紫，有些嘴唇不紫？ / 13

14. 听诊心脏有杂音就一定是先天性心脏病吗？ / 14

15. 先天性心脏病有哪些常见并发症？/ 15

16. 确诊先天性心脏病要做哪些检查？/ 15

17. 为什么产检时需反复做超声检查？/ 16

18. 产检时发现宝宝有先天性心脏病还可以继续妊娠吗？/ 17

19. 怎样预防宝宝患先天性心脏病？/ 18

20. 先天性心脏病自愈的概率大吗？/ 19

21. 宝宝得了先天性心脏病怎么办，能治愈吗？/ 19

22. 贫血宝宝还能再抽血化验吗？/ 20

23. 先天性心脏病宝宝血液为什么会比正常宝宝更黏稠？/ 20

24. 为什么有的先天性心脏病宝宝长得格外娇小，也有的看起来并不"娇小"？/ 21

25. 先天性心脏病宝宝突然晕倒，是什么原因？/ 22

26. 为什么先天性心脏病宝宝易出现呼吸系统感染？/ 22

27. 为什么先天性心脏病宝宝喂养困难？怎么办？/ 23

28. 什么是合理喂养？/ 24

术中篇 25

1. 如何选择先天性心脏病宝宝的最佳手术时机？/ 27

2. 宝宝就要手术了，宝爸宝妈们应该做些什么准备？/ 28

3. 宝宝术前一般需要做哪些检查？/ 29

4. 什么是手术备皮，为何非做不可？/ 29

5. 宝宝做心脏手术痛苦吗？／30

6. 麻醉中会使用一些什么药物，对宝宝有危害吗？／31

7. 手术麻醉会影响宝宝的智力发育吗？／31

8. 当宝宝在进行手术时，家长们可以在哪里等候？／32

9. 为什么先天性心脏病宝宝做手术需要进行体外循环？／32

10. 先天性心脏病手术风险大吗，手术之后是否会留有后遗症？／33

11. 什么是心导管检查？／34

12. 封堵手术是怎样进行的？／35

13. 做了先天性心脏病介入封堵术还可以做磁共振检查吗？／35

14. 先天性心脏病介入治疗过程中是否有辐射？／36

15. 先天性心脏病介入治疗过程中的辐射对宝宝有多大影响？／37

16. 进口封堵器和国产封堵器有什么区别？／37

17. 置入封堵器后影响宝宝乘坐飞机、高铁等交通工具吗？／38

18. 随着宝宝长大，手术使用的补片或封堵器会发生脱落吗？／39

19. 先天性心脏病术中为什么要做食道超声检查？／41

20. 心脏手术是如何进行的？／42

术后篇　43

1. 手术结束后，宝宝为什么要去重症监护病房？／45

2. 为什么宝宝术后大多需要使用呼吸机？／46

3. 心电监护仪一直"滴滴"响是怎么回事？／47

4. 先天性心脏病宝宝术后的深静脉置管如何看护？ / 48

5. 先天性心脏病宝宝术后携带引流管要注意些什么？ / 48

6. 为什么手术伤口需要定期换药？ / 49

7. 先天性心脏病术后宝宝伤口疼怎么办？ / 50

8. 先天性心脏病术后宝宝的伤口可以碰吗？ / 51

9. 先天性心脏病术后多久可以洗澡？ / 51

10. 为什么有的宝宝手术疤痕比其他孩子明显，该如何减轻疤痕的形成？ / 52

11. 先天性心脏病术后的宝宝最怕什么？ / 53

12. 为什么先天性心脏病术后的宝宝要称尿量？ / 54

13. 为什么先天性心脏病术后的宝宝要进行肺部物理治疗？ / 54

14. 先天性心脏病宝宝术后需要拍背吗？ / 55

15. 为什么宝宝术后要口服利尿药？ / 56

16. 为什么口服利尿剂时要注意补钾？ / 57

17. 为什么口服地高辛时不能同时服用补钙的药物？ / 57

18. 为什么有些先天性心脏病宝宝术后要口服抗凝药？ / 58

19. 为什么先天性心脏病术后仍需要口服降肺动脉压力的药物？ / 58

20. 什么是静脉营养治疗？ / 59

21. 做完手术后宝宝可以吃什么，有什么忌口的，"发物"能吃吗？ / 59

22. 为什么宝宝术后不宜多吃甜食和冷饮？ / 61

23. 为什么宝宝术后不能盲目进补？ / 61

24. 为什么宝宝术后喂奶量要比术前少？ / 62

25. 宝宝缺钙有哪些常见的表现？/62

26. 先天性心脏病术后的宝宝可以坐飞机吗？/64

27. 进行心导管检查或心血管造影术，应做什么准备，手术后应注意什么？/64

28. 为什么鼓励宝宝术后尽早下床活动？/65

29. 先天性心脏病宝宝术后什么睡姿最正确？/66

30. 为什么有些宝宝术后排便困难？/67

31. 先天性心脏病术后的孩子可以上体育课吗？/68

随访篇

1. 先天性心脏病宝宝术后出院后有哪些注意事项？/71

2. 婴幼儿期做心脏手术后会影响后期发育吗？/71

3. 回家后，宝宝还需要继续服药吗？/72

4. 出院后在家里服用地高辛，有哪些注意事项？/72

5. 如何正确测量小儿脉搏？/73

6. 什么是预防接种？/74

7. 先天性心脏病宝宝能预防接种吗？/75

8. 出院后是否可以立即预防接种？/75

9. 家长该如何应对先天性心脏病宝宝缺氧情况？/76

10. 如何预防先天性心脏病宝宝上呼吸道感染？/77

11. 宝宝先天性心脏病术后为什么会出现鸡胸？/77

12. 先天性心脏病宝宝手术后寿命会比正常宝宝短吗？/ 78

13. 先天性心脏病宝宝智力会有问题吗，会比正常宝宝笨吗？/ 79

14. 先天性心脏病宝宝成年后可以正常结婚生子吗？/ 79

15. 为什么父母家族中都没有先天性心脏病，宝宝会得先天性心脏病？/ 80

16. 第一胎宝宝已经患有先天性心脏病，还能生第二胎吗？/ 80

17. 宝宝已经患有先天性心脏病，将来会遗传给他（她）的宝宝吗？/ 81

18. 先天性心脏病宝宝服用万艾可期间可以吃鱼肝油吗？/ 81

19. 先天性心脏病宝宝喂药可以使用奶瓶吗？/ 82

20. 先天性心脏病宝宝不愿意吃药，怎么办？/ 82

21. 不同年龄阶段的先天性心脏病宝宝可能出现哪些心理问题？/ 83

22. 如何从生理和心理上照料先天性心脏病的宝宝？/ 84

23. 该如何纠正先天性心脏病孩子的心理问题？/ 85

24. 为什么先天性心脏病术后需要定期复查？/ 86

25. 先天性心脏病术后复查需要注意些什么？/ 86

参考文献 88

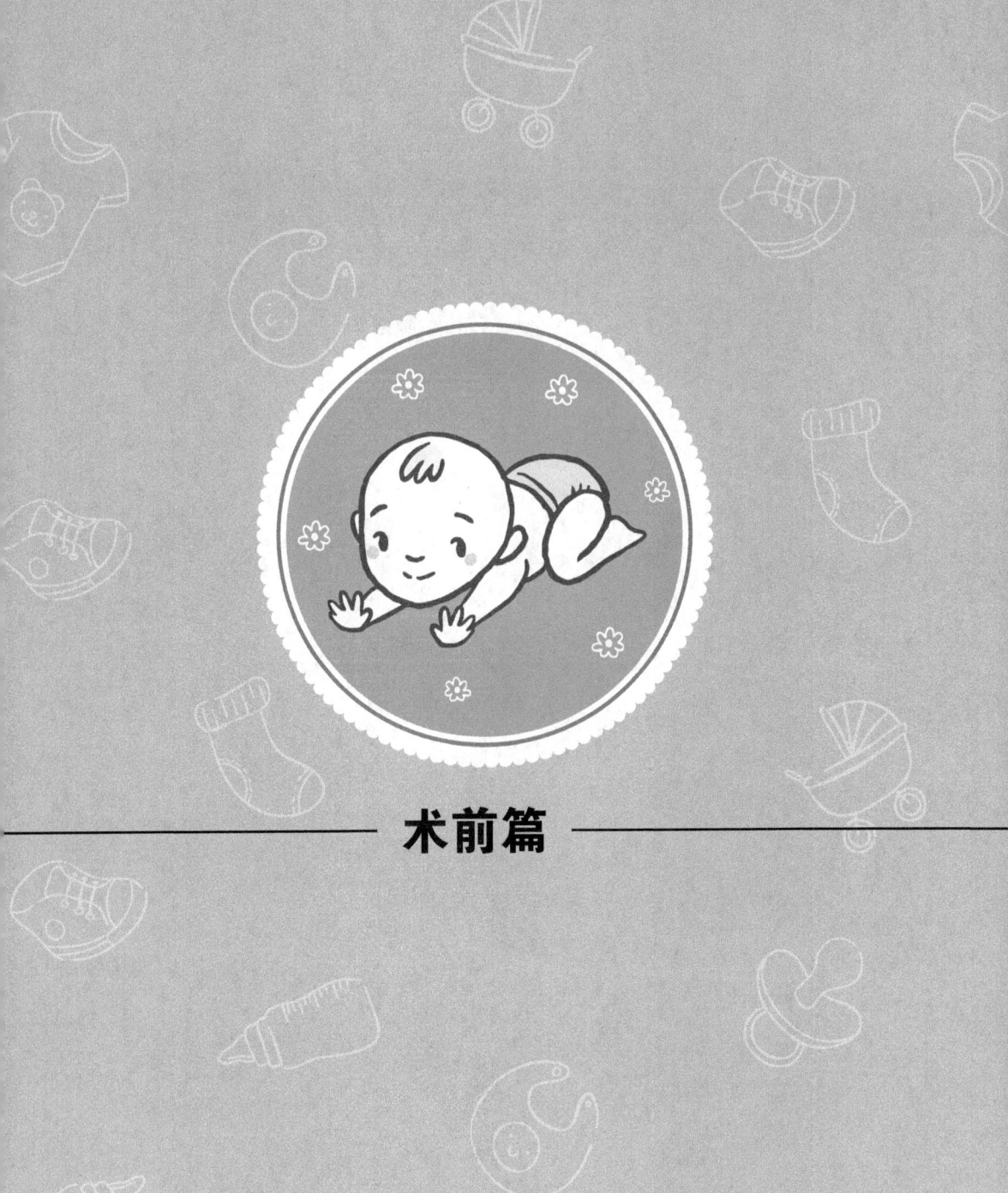

术前篇

儿童先天性心脏病百问百答

1. 心脏的结构和功能是什么样的?

　　心脏就像一个两室两厅的房子,"两室"是左右两大心室,"两厅"是左右两大心房,格局虽小,但配置齐全,"墙""门""水""电"样样不缺。

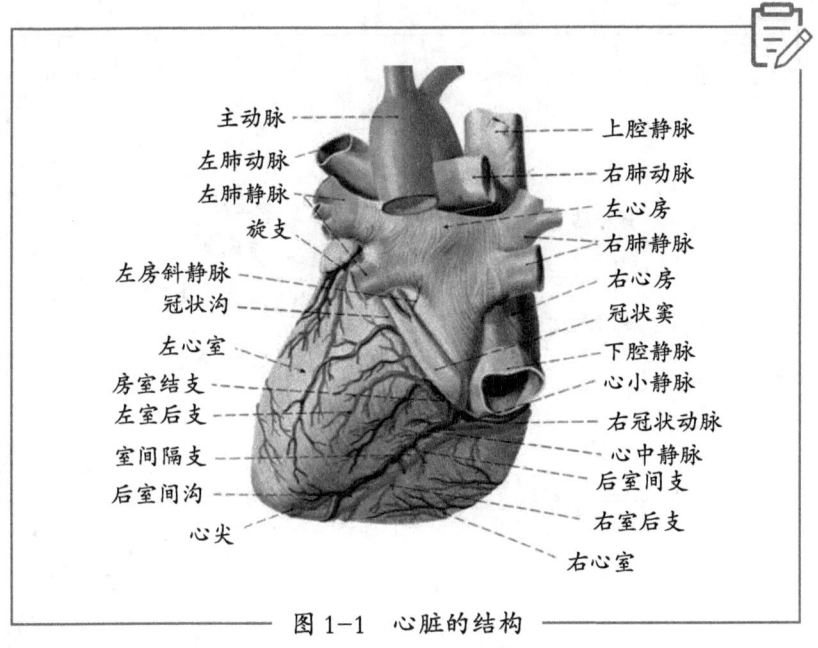

图 1-1　心脏的结构

心脏的"墙壁"在医学上叫作心肌,如果这个墙穿了个洞,漏风了、漏雨了,这就叫房间隔/室间隔缺损。

心脏的"门"在医学上叫作瓣膜。如果这扇门开不大,出入空间就会变小,这就叫作瓣膜狭窄;如果这扇门关不紧、漏风,就叫关闭不全/反流;如果门掉下来了,就叫瓣膜脱垂,也会引起关闭不全、反流。

心脏的"水管"也就是血管,用来运输血液,营养心肌,水管狭窄,水流就不畅了;水管堵死,就会断流。心肌没有血液的营养,就会缺血,甚至坏死。

心脏的"电路"在医学上叫作心电传导系统。如果电路出问题了,电灯可能会不亮,或者会乱闪。同理,当心脏的起搏和传导出问题了,就可能发生心脏节律、频率或激动顺序异常,出现心动过缓、窦性停搏,或者心动过速、心律不齐等症状。

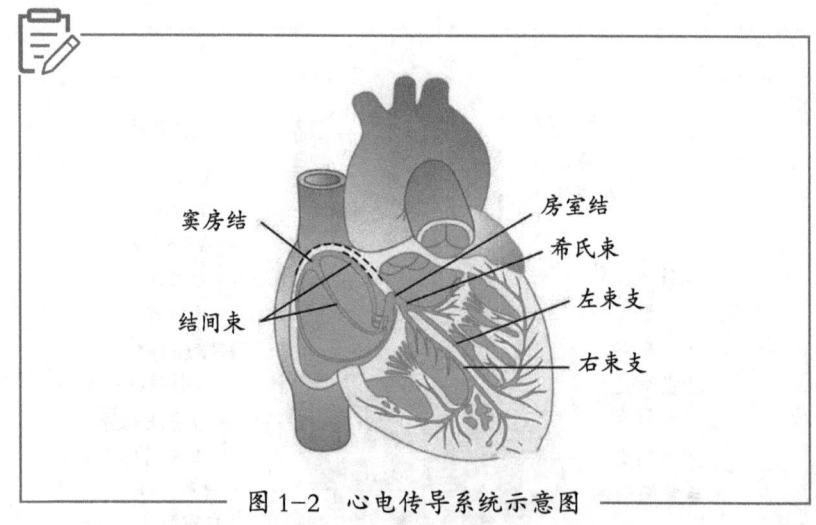

图 1-2 心电传导系统示意图

2. 什么是先天性心脏病？

先天性心脏病是指胎儿的心脏在发育过程中因为某种因素影响而出现了问题，导致其心脏一部分发育停顿或异常，从而结构和正常人不一样。一般是心脏及大血管的形成障碍或发育异常而引起的解剖结构异常，或出生后应自动关闭的通道未能闭合（在胎儿期属正常）的情形，是一大类疾病的总称。"先天性"意味着心脏问题在出生前或者出生时就已存在，是宝宝还在妈妈肚子里时就发生的问题。

 3. 先天性心脏病有哪些常见的种类？

先天性心脏病的分类方法很多，简单来说可以分为两大类，一类是简单型先天性心脏病，另一类就是复杂型先天性心脏病。

简单型先天性心脏病主要是房间隔缺损、室间隔缺损、动脉导管未闭、肺动脉瓣狭窄、单纯主动脉缩窄等。

复杂型先天性心脏病包括大动脉转位、法洛四联症、右室双出口、肺静脉异位引流、完全性心内膜垫缺损、单心室、单心房等。

4. 先天性心脏病宝宝的专业照顾团队是如何组成的?

宝宝入院后,将受到专业照顾团队的照顾,包括:

(1)心脏小组

手术前后,宝宝将由心脏外科医生、重症监护医生以及心脏专科护士组成的专家团队照顾。外科医生将在团队和受过专业培训的手术护士、灌注师和麻醉医生的帮助下进行手术。

(2)麻醉医生

麻醉医生会在手术前跟家长见面谈话,签署麻醉同意书,并在手术期间照顾宝宝。

(3)灌注师

灌注师是经验丰富的临床专家,他将与外科医生和麻醉医生密切合作,负责手术期间体外循环机的运转操作。

(4)呼吸治疗师

大多数宝宝在手术后都会有呼吸治疗师参与照顾。呼吸治疗师借助专业的肺部物理治疗,促进宝宝术后的肺部康复。

(5)慈善联络员

针对经济条件困难的家庭,慈善联络员将联络社会慈善机构,协助家长申请慈善基金,帮助宝宝顺利完成手术。

5. 先天性心脏病常见症状有哪些?

先天性心脏病常见症状有：

（1）听诊有心脏杂音。

（2）喂养困难：由于供血供氧不足，宝宝心功能差，在喂奶的时候开始出现明显的吸吮障碍，吃得不多，总使不上力气，经常吐奶。

（3）易疲劳：稍大点的孩子不喜欢活动，活动后出现疲劳，偶有呼吸困难、急促现象。

（4）体弱，易感冒，对比同龄孩子来说显得消瘦，营养不良。

（5）有些孩子平时不显现症状，偶尔在活动、哭闹时出现口唇发紫症状。如果是青紫型先天性心脏病就表现为口唇、甲床、鼻尖处持续发紫，还有喜欢蹲踞的现象。

 6. 什么是室间隔缺损?

心脏的左右心室之间用"砖头"砌了一堵"墙"，这堵"墙"就叫作室间隔，它保证了左右心室完全分开，可有时候偏偏"工人"偷懒了，少码了几块"砖"，这样左右心室之间就存在孔隙，不再密不透风，血液在心室间可以互相"串门"，从而出现了先天性心脏病——室间隔缺损（简称"室缺"）。室缺是最常见的儿童先天性心脏病，约占先天性心脏病患儿总数的20%。传统外科手术因不受患者年龄、体质、缺损大小和位置的影响，适应证广泛，无手术路径限制，是治疗室间隔缺损的首要选择。

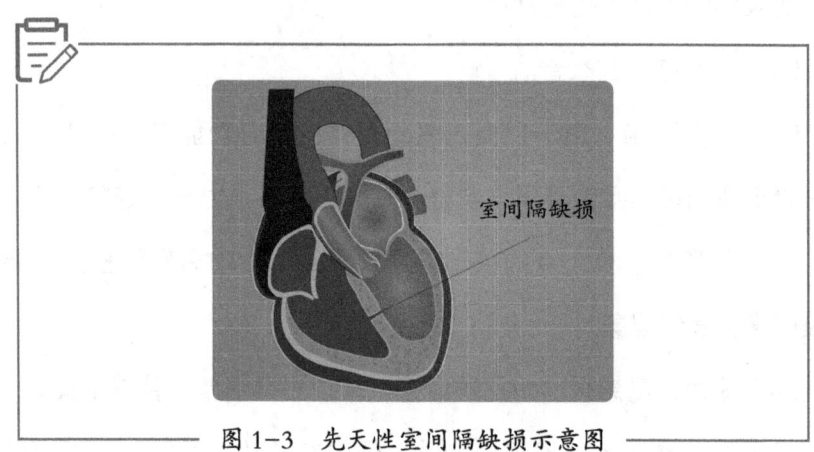

图1-3 先天性室间隔缺损示意图

7. 什么是房间隔缺损？

心脏的左右心房之间隔着一堵"墙"，这堵"墙"就叫房间隔。如果在出生之后，房间隔这一堵"墙"没有愈合上，残留了一扇"窗"或一扇"门"，就像长了个小洞，这样的情况，就叫作房间隔缺损（简称"房缺"）。房缺是一种常见的先天性心脏病，位居第二位，占先天性心脏病患者总数的10%～20%。它的临床表现取决于缺损的大小：缺损小的可无症状，仅在体检时发现心脏有杂音；缺损大的会影响孩子的生长发育，平时感觉乏力、易疲劳，活动后气促，易并发呼吸道感染。

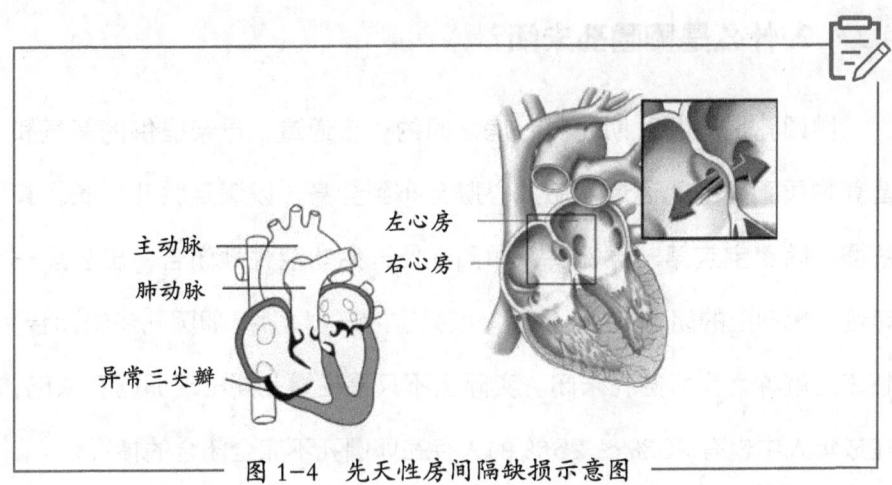

图 1-4　先天性房间隔缺损示意图

8. 什么是动脉导管未闭？

动脉导管是胎儿循环中不可缺少的部分，但当宝宝出生后，由于生理功能的变化，动脉导管会逐渐闭合，不再发挥作用。如果出生后未闭合而持续开放则称为动脉导管未闭，也是较常见的先天性心脏病，约占先天性心脏病患者总数的 15%。一般出生 3 个月后，宝宝动脉导管没有闭合，将来再闭合的可能性就不大了，大部分情况下需要手术来治疗，通常手术医生会根据动脉导管的粗细、宝宝的生长发育情况来决定具体的手术时间与手术方式。

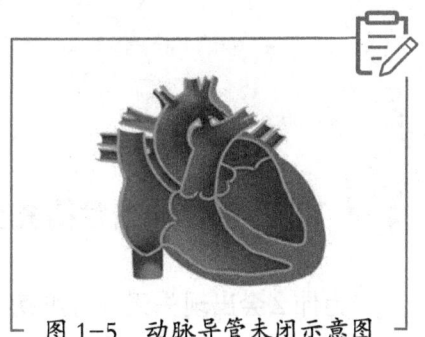

图 1-5　动脉导管未闭示意图

9. 什么是卵圆孔未闭?

卵圆孔是胎儿时期左右心房之间的一个通道,母亲提供的氧气和营养物质正是经此通道从胎儿心脏分布到全身,以满足胎儿生长发育所需。随着宝宝第一声啼哭,卵圆孔便开始功能性地闭合,出生后一年达到解剖上的闭合状态。因此,如果宝宝三岁之后,卵圆孔还未闭合,临床上就称之为卵圆孔未闭。实际上不只是在婴儿期出现卵圆孔未闭,在成年人中也有20%～25%的人存在卵圆孔不完全闭合的情况。

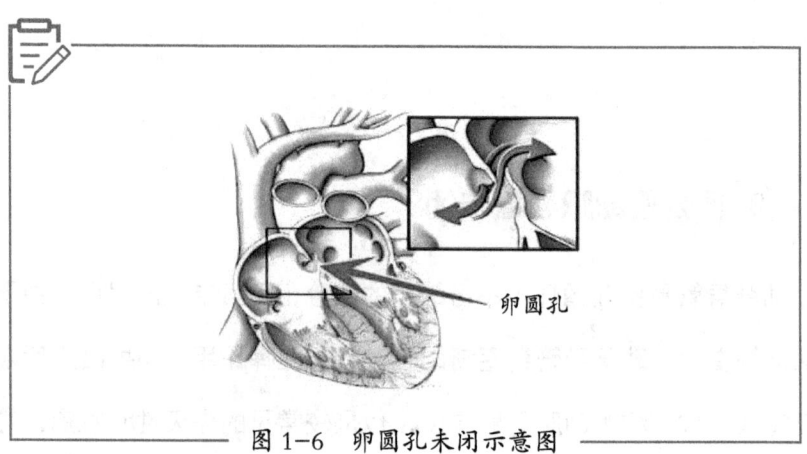

图1-6 卵圆孔未闭示意图

 ## 10. 宝宝为什么会得先天性心脏病?

为什么会出现先天性心脏病,是医学界一直致力于破解的问题,到目前为止确切病因尚无定论,但是有几个主要因素是目前相对确定的:

（1）家族遗传：遗传是一个决定性因素，兄弟姐妹或父母患有先天性心脏病，或存在某些基因的遗传缺陷，可导致后代心脏和大血管发育异常。

（2）染色体畸变：某些胚胎发育过程中的染色体改变，也可导致先天性心脏病，多合并有其他畸形存在，如唐氏综合征、18-三体综合征等。

（3）病毒感染：妊娠时期，特别是妊娠早期母亲感染病毒，如感染风疹病毒、流行性感冒病毒、流行性腮腺炎病毒和柯萨奇病毒，可能导致胎儿心脏发育异常。

（4）高危妊娠：孕妇年龄超过35岁，或者合并有糖尿病、苯丙酮尿症等，会增加宝宝患先天性心脏病的风险。

（5）接触有害物质：妊娠期，特别是妊娠前3个月，是胎儿发育的关键时期，这期间孕妇接触射线、有机化学物质，服用抗肿瘤、抗癫痫等药物均可能导致胎儿出现心脏畸形。

（6）其他原因：包括孕妇缺乏叶酸、胎儿宫内缺氧等，都可能与先天性心脏病的发生相关。

11. 患先天性心脏病的宝宝多吗？

先天性心脏病是宝宝常见的心脏病，居出生缺陷的首位，《中国心血管健康与疾病报告2019》显示，近年来我国先天性畸形患儿总数呈上升趋势，先心病在活产婴儿中的发病率约为2.4‰～10.4‰，结果存在地区差异。这与国内外文献普遍报道的约为 6‰～9‰ 的发病率相近。按照这个比例来算，我国每年患有先天性心脏病的新生儿大概是 9 万～15 万，其中约 80% 的患儿需要手术治疗。先天性心脏病也是 5 岁以下儿童死亡最主要的原因之一，经过几代人、多个心脏病治疗中心的共同努力，目前我国的先天性心脏病诊疗技术已走在世界前列。

 12. 如何尽早发现宝宝得了先天性心脏病？

尽早发现先天性心脏病的最好办法就是在 22 周～26 周产检时做胎儿超声检查，超声检查可以发现绝大部分的先天性心脏病，但由于现有技术水平的限制，不是所有先天性心脏病都能被发现。

先天性心脏病宝宝出生后也会有一些特殊的表现：

（1）观察宝宝面色，若哭闹或吃奶时出现口唇发紫，则需要及时就医。

（2）观察宝宝是否比同龄人更易感冒。普通宝宝如果喂养较好，在一岁以内不易患感冒，若宝宝经常出现感冒甚至肺炎，且医生听诊心前区有杂音，则患有先天性心脏病的可能性很大。

（3）观察孩子是否存在活动耐力下降。正常宝宝随着年龄的增加，其四肢的力量逐渐增强，若宝宝活动耐力下降，喜欢蹲坐，则需要及时就医。

13. 为什么有些先天性心脏病宝宝嘴唇发紫，有些嘴唇不紫？

健康宝宝的唇色红润，一旦体内缺氧，就会出现口唇部位发紫。根据宝宝是否出现口唇青紫等症状，先天性心脏病可分为紫绀型和非紫绀型两类。

紫绀型先天性心脏病主要包括法洛四联症、肺动脉闭锁、大动脉转位等。紫绀型先天性心脏病的宝宝由于心脏结构缺陷，含氧量较低的静脉血混入含氧量较高的动脉血中，导致组织细胞缺氧，从而出现口唇发紫，严重者还见于舌面、指（趾）末端等处，甚至出现手指和脚趾末端成槌状，称为杵状指（趾），这是严重心脏病的最常见表现。反之，非紫绀型先天性心脏病缺氧表现不明显，所以这一类先天性心脏病宝宝的嘴唇看起来并不发紫。

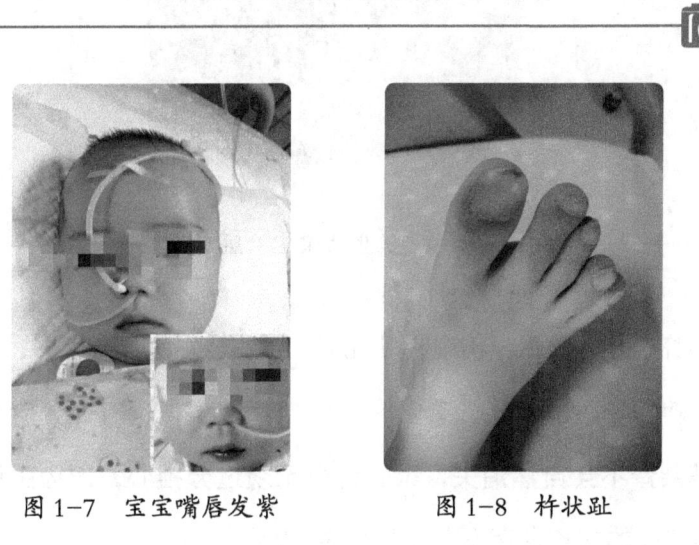

图 1-7　宝宝嘴唇发紫　　　图 1-8　杵状趾

14. 听诊心脏有杂音就一定是先天性心脏病吗？

听诊先天性心脏病宝宝时常常会有心脏杂音，但听诊心脏有杂音时不一定就是先天性心脏病，因为也有生理性的心脏杂音。婴幼儿的胸壁比较薄，剧烈哭吵或运动后，会出现心跳加快，体温上升，呼吸加深加快等现象，此时用听诊器便很可能听诊到生理性心脏杂音。生理性杂音部位比较局限，持续的时间也比较短，大部分都是在心脏收缩时产生，在安静状态下就会减弱甚至消失。

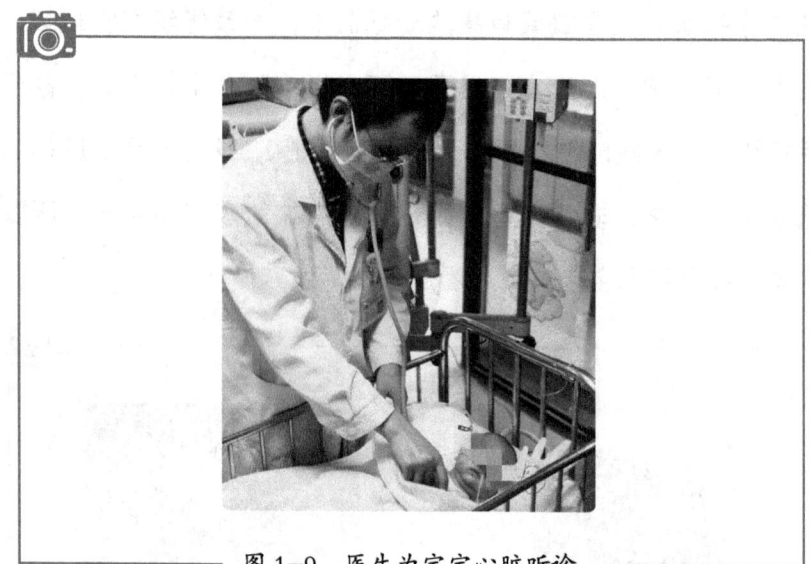

图 1-9　医生为宝宝心脏听诊

心脏杂音一般最早出现在乳儿期，2～3岁的宝宝增多，3～7岁最多。随着年龄的增长，杂音有可能自然消失，也有部分宝宝的生理性心脏杂音不会自然消失，家长们也无须过分担心，因为生理性心脏杂音对宝宝的成长发育没有实质性的影响。

15. 先天性心脏病有哪些常见并发症?

（1）先天性心脏病宝宝最易发生反复呼吸道感染或肺炎。由于心内异常通道，先天性心脏病宝宝肺部处于肺血增多的状态，即肺淤血。长期的肺淤血容易造成反复呼吸道感染或肺炎。

（2）先天性心脏病宝宝易有心力衰竭(尿少，下肢出现凹陷性水肿)、肺动脉压力、感染性心内膜炎、缺氧性发作（即昏厥）等症状。

（3）房间隔缺损、室间隔缺损及动脉导管未闭的宝宝更易患肺炎，易发生心力衰竭。

（4）法洛四联症常可并发脑血栓、脑脓肿。

 16. 确诊先天性心脏病要做哪些检查?

（1）听诊：大多数先天性心脏病宝宝是由于呼吸道感染或肺炎就诊，医生听诊心脏有杂音进一步检查而确诊的。

（2）特殊检查包括心电图、心脏彩超等。其中心脏彩超操作方便，价格便宜，是先天性心脏病最重要的确诊方法。复杂型先天性心脏病还需做心脏增强CT、放射性核素心血管造影检查，必要时可行心脏磁共振检查，以及心导管检查、选择性心血管造影检查。

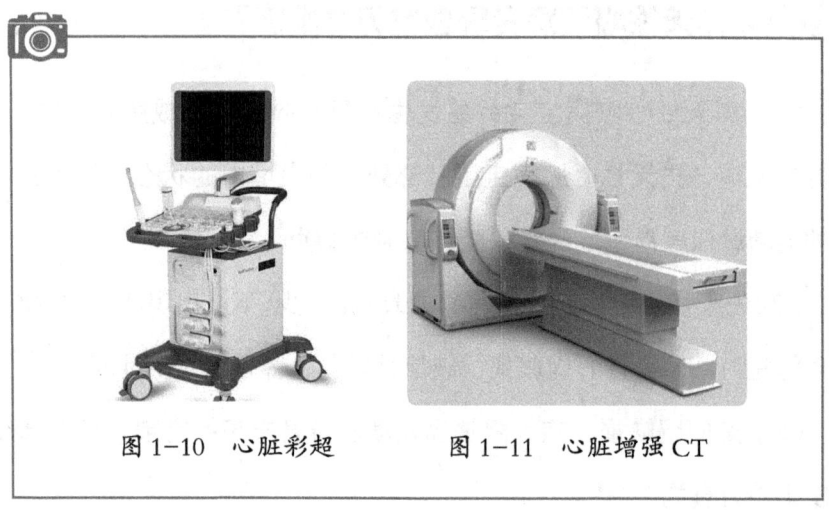

图 1-10　心脏彩超　　图 1-11　心脏增强 CT

（3）X 线胸片包括后前位、左前斜位（吞钡），必要时透视观察有无肺门舞蹈征象。

17. 为什么产检时需反复做超声检查？

普通孕妇怀孕期间一般需要做 5～6 次产前超声检查，有时医师也会根据孕妇及胎儿的具体情况，适当增加超声检查次数。

因胎儿宫内发育时间较长，规律复查超声有助于动态评估胎儿整体生长发育情况，及早发现胎儿畸形，从而尽快决定下一步诊疗方案。因此，定期复查超声是非常有必要的。

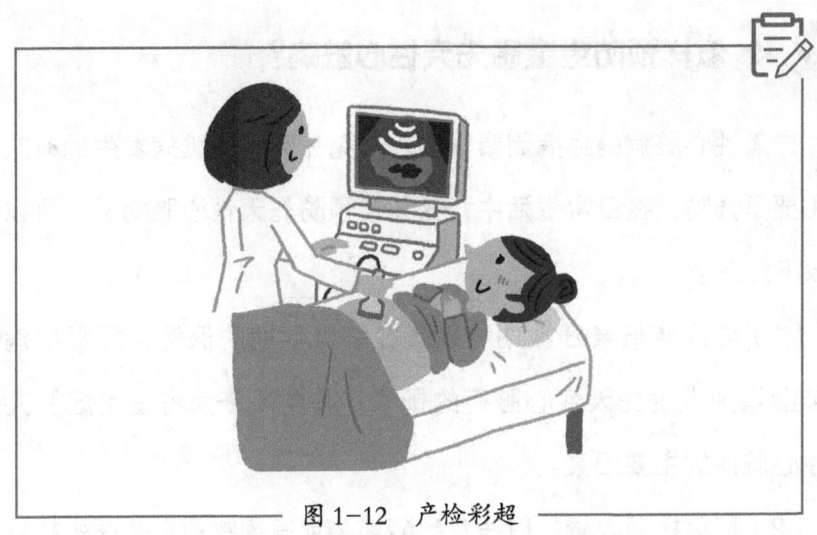

图 1-12　产检彩超

18. 产检时发现宝宝有先天性心脏病还可以继续妊娠吗？

第一类：卵圆孔未闭、房间隔缺损、室间隔缺损等，这类疾病手术技术成熟、风险低，且痊愈后生活质量、寿命和正常人一样，强烈推荐继续妊娠。

第二类：法洛四联症、右室双出口、主动脉缩窄或主动脉弓中断等这类疾病手术技术比较成熟、风险相对也较低，只有少部分效果不佳或需二次手术，也推荐继续妊娠。

第三类：无法手术及手术效果欠佳的复杂型先天性心脏病（左心发育不良综合征、肺动脉闭锁等），伴发多系统畸形，手术效果比前面两类要差，是否继续妊娠，应慎重考虑。

19. 怎样预防宝宝患先天性心脏病?

先天性心脏病的致病因素很多，避免先天性心脏病发生的有效措施主要是预防，在日常生活中，该如何预防先天性心脏病呢？可以做到以下几点：

（1）应注意母亲妊娠期特别是在妊娠早期的保健，妊娠期病毒感染会增加发生先天性心脏病的概率。其中风疹病毒是引起胎儿先天性心脏病的主要因素。

（2）避免接触大量放射线及致畸药物或有害物质。在医生指导下用药，避免服用对胎儿发育有影响的药物，如抗癌药、四环素类等。

（3）养成良好的生活习惯。不抽烟喝酒，加强营养，合理膳食。

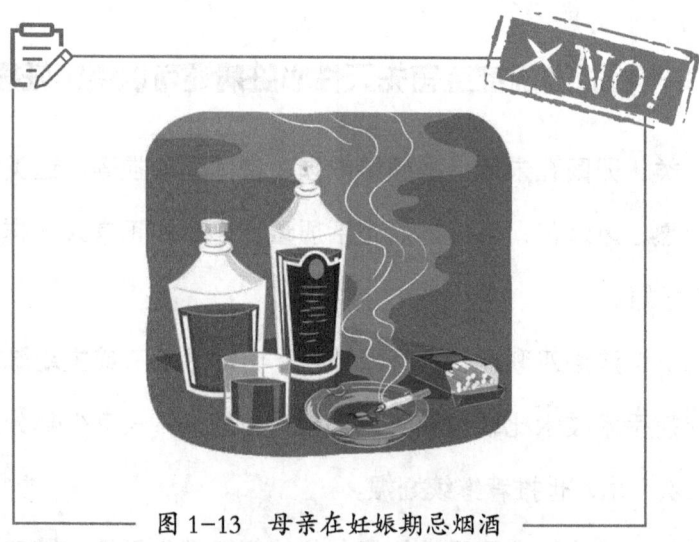

图 1-13　母亲在妊娠期忌烟酒

（4）定期孕检，做到早预防、早发现、早治疗。

20. 先天性心脏病自愈的概率大吗？

简单型先天性心脏病如直径小的室间隔缺损或房间隔缺损均存在自愈的可能，可以随访至 2 岁左右；单纯的卵圆孔未闭定期随访复查即可，多数无需手术；早产儿或新生儿的动脉导管未闭可先予以吸氧或药物治疗，部分可逐渐闭合，3 个月后动脉导管自行愈合的可能性大为下降，须考虑手术治疗。具体还是要听正规医院专业医生的建议。

 21. 宝宝得了先天性心脏病怎么办，能治愈吗？

怀疑宝宝有先天性心脏病，家长首先莫要慌张，尽快带宝宝去专业医院确诊。随着医学的发展，先天性心脏病的治疗手段已非常成熟，根据畸形的程度，先天性心脏病分简单型先天性心脏病和复杂型先天性心脏病。简单型先天性心脏病通过手术或者介入治疗是可以完全治愈的。而一些复杂型先天性心脏病，如大动脉转位、肺动脉闭锁、单心室、三尖瓣闭锁等，可通过分期手术或者姑息手术（是指不能一次手术治愈而采取的治疗方法），尽早改善全身状况，缓解和控制宝宝病情，创造良好条件，等待最佳时机做根治手术治疗。

22. 贫血宝宝还能再抽血化验吗？

小儿血容量相对较成人多，新生儿血容量约占体重的 10%，儿童血容量约占体重的 8%～10%，而贫血宝宝是仅仅血液中的血红蛋白量低于正常水平，一个 10 公斤的宝宝全身的血液量大约有 800 毫升，抽血化验所需血量一般仅几毫升到十几毫升，对宝宝的影响微乎其微，同时，对于新陈代谢旺盛的宝宝，失去的血可以通过骨髓造血迅速恢复，宝爸宝妈们无须过分担心。抽血后，可以给宝宝适量喂点水和奶补充体力，或适当增加含铁丰富的食物补充营养。

 23. 先天性心脏病宝宝血液为什么会比正常宝宝更黏稠？

一般情况下缺氧型心脏病宝宝的血液会比正常宝宝更黏稠。一方面，由于体内缺氧刺激骨髓造血增加，体内红细胞和血红蛋白增多，从而血液的比重增加，以致血液变得黏稠；另一方面，心功能差的先天性心脏病宝宝出汗多，长期吃利尿药物导致水分丢失，又没有及时补充水分，血液也会变得比正常宝宝更黏稠，所以，缺氧型心脏病宝宝要少量多次喝水，稀释血液，防止血栓的形成。

24. 为什么有的先天性心脏病宝宝长得格外娇小，也有的看起来并不"娇小"？

心血管系统是一个有序系统，宝宝生长发育所需的"养料"以及新陈代谢产生的"废物"相当于一个一个的"货物"，血液是装载"货物"的"大卡车"，血管是"卡车"行驶的"高速公路"，心脏则是"卡车"的"配送站"。

患有先天性心脏病的宝宝由于心脏中存在"异常通道"，使得"配送站"中的部分"卡车"不能正常出发，从而导致输送到各个器官的血液减少，全身各大脏器不能获得充足的营养，宝宝生长发育自然就会落后于同龄人，表现得比正常宝宝"娇小"些。

看起来并不"娇小"的先天性心脏病宝宝，多见于青紫型先天性心脏病的宝宝，这类宝宝身高体重看似与正常宝宝类似，但其实是因为青紫型先天性心脏病引起的全身组织细胞缺氧，导致脂肪细胞异常生长，皮下脂肪疏松，呈现出一种非正常性的肥胖，这类身高体重正常并不代表营养充足，也应当归属于发育不

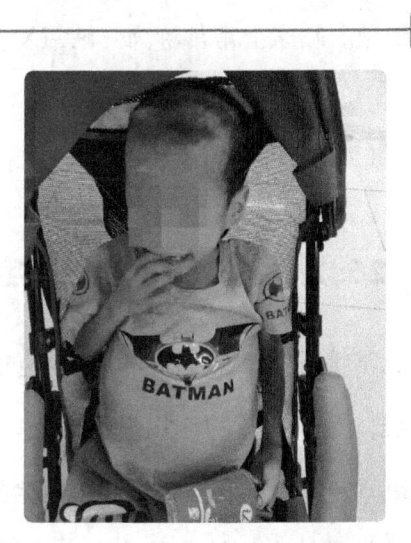

图 1-14 "娇小"的先天性心脏病宝宝

良的一种,应当引起家长们的重视。

 25. 先天性心脏病宝宝突然晕倒,是什么原因?

患有简单型先天性心脏病的宝宝大多数情况下不会突然晕厥,但是一些复杂型先天性心脏病的宝宝,比如最常见的法洛四联症患者中有20%～70%的宝宝伴有晕厥发生。复杂型先天性心脏病宝宝,由于心脏结构缺陷,含氧量较低的静脉血混入含氧量较高的动脉血中,导致组织细胞缺氧,紫绀明显。在剧烈哭闹情况下,宝宝血管痉挛,肺部血流量减少甚至终止,缺氧加重,紫绀也更加明显。在人体各大组织器官中,大脑是对缺氧最敏感的,一旦严重缺氧,就容易会出现头晕甚至晕厥。临床上常常称为"缺氧发作"。

 26. 为什么先天性心脏病宝宝易出现呼吸系统感染?

正常情况下,体循环和肺循环的血是一样多的。体循环是全身血供系统,而肺循环的作用是使心脏内的血进入肺,然后通过呼吸作用交换氧气,最后回到体循环去供应全身需要的氧气。

最常见的先天性心脏病有房间隔缺损、室间隔缺损、动脉导管未闭三类,由于心脏内外异常通道的形成,使得体循环的一部分血液通过异常通道流向了肺循环,使肺里的血比正常情况下要多。肺血流量增多了,肺静脉和左心房的压力会逐渐升高,就会导致肺间质里的体液增多,肺组织水肿,肺功能就会受损,再加上先天性心脏病患儿免疫力低下,所以容易出现呼吸系统感染。

27. 为什么先天性心脏病宝宝喂养困难？怎么办？

部分先天性心脏病宝宝在婴幼儿期存在喂养困难。一方面是因为先天性心脏病宝宝免疫力较低,容易反复出现呼吸系统感染;另一方面是因为心功能不全,在喂养过程中,由于需要用力吸吮,消耗体力,容易出现缺氧导致呼吸加快、气促、吸吮无力,甚至出现呛咳或呕吐。相比正常宝宝而言,喂养过程需要更加细心。

喂养小技巧：

（1）母乳喂养:母乳是最具营养价值的食物,可提高宝宝的免疫力,宝妈们在宝宝6个月以内尽可能采用母乳喂养。

（2）人工喂养：在奶嘴的选择上,小孔的奶嘴在吸吮时需要的力度更大,而且容易吸入空气,从而引起呕吐。所以宜选择柔软且较大开孔的奶嘴,这样可以更加容易吸到奶。

（3）哺乳最好采取半坐卧位,有利于增加宝宝吸吮力,有助消化。哺乳时应随时注意患儿情况,如出现发绀、呼吸过快,应停止哺乳。

28. 什么是合理喂养?

合理喂养就是指保持宝宝各类营养物质的摄入平衡,满足宝宝生长发育的需要。先天性心脏病宝宝的新陈代谢速度高于同龄正常儿,每天需要更多的能量才能满足基本的生长发育。同时由于病情影响,喂养过程中需要格外注意。

先天性心脏病宝宝喂养时要少量多餐,中间给予适当的休息及排气时间,按需喂养。在条件允许的情况下多摄入高热量、高蛋白的食物。存在心衰、水肿的患儿应采取低盐饮食,同时限制水的摄入。若服用利尿剂,应同时多补充含钾量高的食物,比如香蕉、柑橘等。法洛四联症患儿红细胞增多,血液浓缩,黏稠度增高,容易产生血栓,故应少量多次饮水,以稀释血液,预防血栓形成。

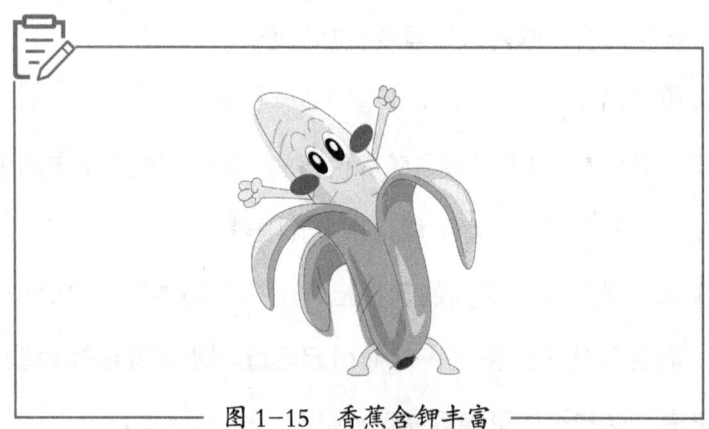

图 1-15　香蕉含钾丰富

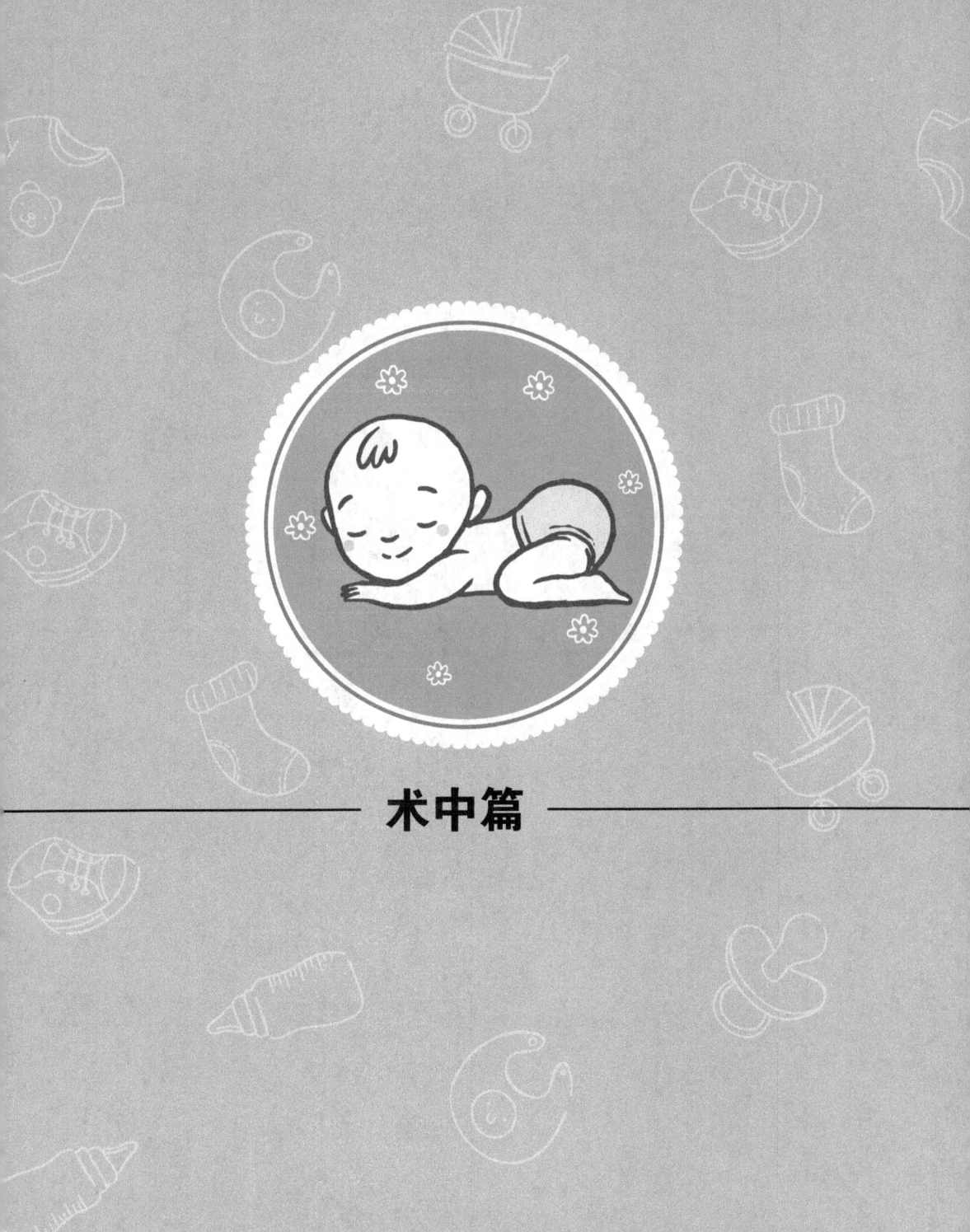

术中篇

儿童先天性心脏病百问百答

1. 如何选择先天性心脏病宝宝的最佳手术时机？

宝宝得了先天性心脏病，不少家长认为"等宝宝大一点手术会更安全"，这种想法可能会耽误宝宝的最佳手术时机。先天性心脏病手术最佳治疗时间取决于多种因素，包括先天畸形的复杂程度、宝宝的年龄及体重、全身发育及营养状态。一般无明显症状的，建议在1～5岁间进行治疗。

如果宝宝年龄过小，体重偏低，全身发育及营养状态较差，会增加手术风险；但年龄过大，心脏的代偿性增大，心脏功能下降，同样会增加手术难度，延长术后恢复时间。早期的心脏手术矫治可以让心脏恢复到正常的解剖或生理状态，从而改善氧合功能，减轻心脏负荷，避免或减少先天性心脏病对生长发育的影响。大量研究表明，先天性心脏病早期手术并不会明显增加手术风险，反而手术效果更好，有利于宝宝远期的健康。

因此小儿先天性心脏病手术时机选择总的原则就是宝宝病情越复杂，需要越早到医院明确诊断并确定手术时间，出现反复肺部感染、心功能衰竭、影响生长发育、合并肺动脉压力、复杂畸形等情况者需要尽早手术。

2. 宝宝就要手术了，宝爸宝妈们应该做些什么准备？

对年龄稍大的宝宝，家长要做好对宝宝的心理辅导，尽量避免宝宝术前过度紧张、焦虑。手术前一天家长要给宝宝沐浴或者擦身，并换上手术服，要注意避免受凉。为了避免麻醉后发生呕吐引起窒息，宝宝术前需要禁食禁饮一段时间，医生护士会根据手术安排，在手术前一天告知具体的禁食禁饮时间，这涉及宝宝的手术安全，所以家长们必须非常重视，严格遵守。

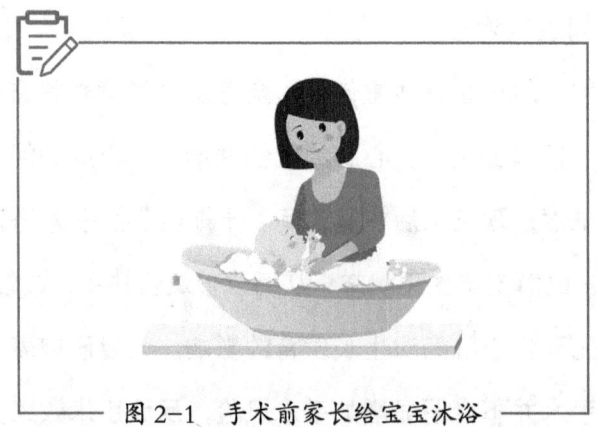

图 2-1　手术前家长给宝宝沐浴

3. 宝宝术前一般需要做哪些检查?

（1）血液检查：检查血液中的各项成分（如肝肾功能、血常规等）是否处于正常水平，还可以确定宝宝的血型，以便在手术期间为宝宝输注正确的血液制品。

（2）胸部X光：胸部X光可以让医生观察宝宝心脏的大小和形状，并在手术前检查宝宝的肺部情况。

（3）超声心动图：可以向外科医生显示宝宝的心脏内部在手术前是什么样子，帮助医生动态评估宝宝病情变化。

（4）心电图：心电图是一种记录心脏电活动的检查。它是无痛的，但需要宝宝安静躺下几分钟，配合检查。

这些检查可以确保在手术前医生能了解宝宝全身情况，同时发现某些可能影响手术的疾病，并确保宝宝的身体处于相对稳定、适宜手术的状态。

 4. 什么是手术备皮，为何非做不可?

备皮是指对即将开始外科手术的患者在术前进行手术部位皮肤清洁的工作。对于先天性心脏病宝宝，一般手术前须先仔细沐浴以清洁皮肤，也可以使用温和的婴儿润肤油清洁皮肤。宝宝皮肤薄弱，角质层薄，皮下血管丰富，如果一定要去除毛发，通常会优先使用不损伤皮肤的方式，如婴幼儿电动剃须刀，尽量避免使用刮刀，以免造成疼痛、皮肤发红、刮痕、出血点等。

备皮是给宝宝实施手术前必须经历的步骤，近年来随着外科诊疗水平的提高，外科手术成功率较之前有明显提高，但手术部位感染仍是术后最常见的院内感染。造成手术切口感染的主要原因是宝宝皮肤或内源性污染，手术时皮肤一经切开，切开处的组织即可被自身细菌污染，术前备皮可以达到减少皮肤细菌数量、防止细菌感染、降低手术后切口感染率的目的，因此，术前一定要认真进行手术备皮。

 5. 宝宝做心脏手术痛苦吗？

进入手术室后，为了保证手术的顺利与安全，麻醉医生会使用药物让宝宝快速进入麻醉状态，宝宝手术全程处于麻醉状态，是感觉不到疼痛的。一般情况下，麻醉医生会先将面罩放在宝宝的嘴巴和鼻子上，让宝宝吸入气体状的镇静药物；此外，麻醉医生也会通过直接将药物滴入静脉的方式为宝宝进行麻醉。当确认宝宝"睡着"后，麻醉医生才会插入气管导管、静脉置管、动脉置管和导尿管等，同时还将配备一系列监测设备，整个过程中宝宝不会有很大的不适。

6. 麻醉中会使用一些什么药物，对宝宝有危害吗？

麻醉过程中会使用以下几种麻醉药物：

（1）镇静药，使宝宝镇静或入睡。

（2）镇痛药，能抑制和缓解宝宝各种疼痛。

（3）肌松药，使宝宝肌肉放松。

这些药物都会被严格控制使用剂量及使用时间，正常范围内使用对宝宝是相对安全的。

 7. 手术麻醉会影响宝宝的智力发育吗？

在手术过程中，麻醉医生要根据患儿的情况以及对各项生命体征（心率、血压、呼吸等）的监测来调整麻醉药的用量。手术结束后，麻醉药物会逐渐代谢消失，宝宝会慢慢醒来。

《柳叶刀》上发布的研究结果表明：婴儿期单次、短暂接触全身麻醉，对神经发育没有影响。2017年美国食品和药物管理局（FDA）在《新英格兰医学杂志》中重点强调：3岁以下的儿童或处于妊娠最后3个月的胎儿，多次手术或手术时间超过3小时可能对其大脑发育有影响。

医学诊疗是风险和获益并存的，它就像一把双刃剑，需要衡量孰轻孰重。家长们在术前可以跟医生充分沟通，对麻醉和手术风险有一定了解和认知后，才能更加正确地作出决策。

8. 当宝宝在进行手术时，家长们可以在哪里等候？

在手术过程中，因为手术类型不同，手术时间会有所差异。一般而言，单纯的房间隔缺损、室间隔缺损手术时间为 3～4 小时，危重及复杂型先天性心脏病，如法洛四联症、主动脉弓缩窄等手术时长则取决于手术方式的复杂性以及宝宝心功能情况，手术越复杂，所需时间会越长。

因此，家长可以听从医护人员的建议，返回病房，或在医院附近就近用餐休息，避免过度担心。无论决定在哪里等待，都须确保手机通话畅通，因为外科医生随时会联系家长们沟通宝宝的相关情况。

9. 为什么先天性心脏病宝宝做手术需要进行体外循环？

体外循环（CPB）是指应用特定的装置将全身血液引流至身体外经过氧合后再送到身体内，使全身血液暂时不流经心脏和肺的同时保证全身的血液供应。

如果宝宝进行开胸手术，那么使用体外循环是非常必要的。心脏是一个泵血的器官，全身所需营养、氧分等均要通过心脏的泵推动完成，大部分先天性心脏病手术均要在心内操作，需要一个无血、停跳的心脏手术环境，而组织器官一刻也不能离开血供。在 CPB 期间，心脏和肺循环的血液将通过心肺机转移，由心肺机维持循环和氧合，保证在手术时期,各组织脏器能得到有效血液灌注。同时使心脏内没有血液,使得外科医生能顺利完成手术。

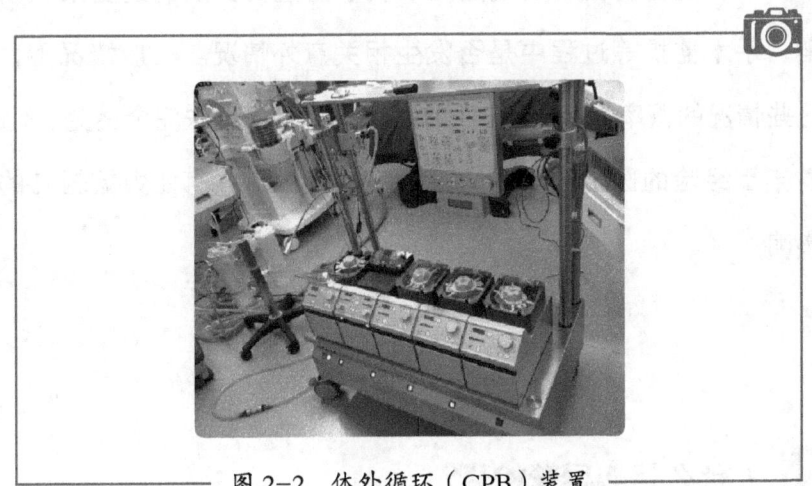

图 2-2　体外循环(CPB)装置

10. 先天性心脏病手术风险大吗,手术之后是否会留有后遗症?

任何手术都有风险,心脏手术是外科手术中难度较大的手术,因此也较其他专业的手术风险要大。在能够开展心脏手术的医院中,此类手术已经成为常规手术,手术风险相对较低。但是先天性心脏病手术治疗仍会存在麻醉意外、体外循环意外,可能会发生药物过敏、残余分流、各瓣膜反流、严重心律失常等一系列并发症。这些手术并发症的发生概率很小，但只要有可能发生，手术医生就会在术前向宝宝家长交代。

手术后是否会留有后遗症，取决于宝宝自身疾病的复杂性以及麻醉、手术监护等过程中是否发生相关意外情况。一般情况下，发生这些情况的概率较小，但在目前医疗条件下仍无法完全避免。不过，有着丰富经验的医生们会尽力减少它的发生，并有能力减轻它的相关影响。

 11. 什么是心导管检查？

心导管有创血流动力学检查，简称心导管检查，是了解心脏病理生理机制的重要手段，是诊断和鉴别诊断及治疗心血管疾病、监护观察心脏手术及危重宝宝病情变化、研究心脏循环系统血流动力学的重要方法，也是评估心血管疾病血流动力学状态的金标准。心导管检查主要分为两种，一种为右心导管检查，是将心导管沿静脉抵达右侧心脏各个部位和肺动脉及其分支，根据导管走行路径，观察各部位的压力及血氧含量，计算出心排出量、心排血指数及分流量等。另一种为左心导管检查，是将心导管沿动脉逆行至左心室，可对左心功能进行测定。

12. 封堵手术是怎样进行的?

先天性心脏病的治疗方法有一般治疗、介入治疗和开胸手术治疗，封堵术属于介入治疗的一种，适合做封堵术的先天性心脏病有继发性房间隔缺损、室间隔缺损、动脉导管未闭等类型。

封堵手术一般经股静脉或经胸把心导管送入需要修补的部位，再送入交换导丝，把合适大小的封堵器沿交换导丝送至需要封堵的部位，逐渐打开封堵伞，观察其形态，了解封堵器牢固性及封堵效果后，释放封堵伞，退出导管，缝合手术切口，对穿刺处进行加压包扎。然后进行造影或超声心动重复检查，核实封堵效果，检查心脏瓣膜功能。封堵手术伤口小，时间短，恢复快，具有创面小、不影响外观的特点。

 13. 做了先天性心脏病介入封堵术还可以做磁共振检查吗?

目前，随着国内先天性心脏病介入治疗技术的不断发展和进步，接受介入封堵治疗的宝宝也越来越多。

磁共振成像（MRI）的原理是利用人体内某一层面组织中氢原子核在强磁场内发生共振所产生的信号差异，经计算机处理进行成像的一种重要的影像检查技术。医生建议，患儿进行介入封堵术后6个月可以做磁共振检查，磁场强度要小于3.0T（临床所用的磁共振设备场强一般是 1.5T）。如果做心脏磁共振检查，图片清晰度可能会因此受到轻微影响。

目前临床上所使用的封堵器大都属于非铁磁性金属，在磁场中不发生或仅发生微小的运动和位移，对人体并不产生威胁。且先天性心脏病介入封堵术后 6 个月，封堵器的内皮化已经完成，完全固定在了心内膜中，不会在做磁共振检查的时候发生封堵器移位。但为以防万一，建议在进行磁共振检查前先确定封堵器所用材料，询问医生的专业建议后再进行。

 14. 先天性心脏病介入治疗过程中是否有辐射？

在介入手术操作中，常规应用 X 线透视显示心脏影像及指引导管的位置，此过程不可避免地产生电离辐射，且儿童的细胞增殖率高，细胞分化种类多、形态变化大、功能差异大，所以其组织对于辐射敏感性更高。

目前，国内外逐渐总结并实施了一系列有效降低儿童先天性心脏病介入治疗中辐射剂量的措施，主要包括辐射防护教育、技术培训和辐射剂量监测、优化数字减影血管造影设备、优化术者操作技术、合理设置透视参数等，致力于最大化减轻辐射对宝宝的影响。

15. 先天性心脏病介入治疗过程中的辐射对宝宝有多大影响?

影响宝宝介入手术辐射剂量的因素很多,首先是手术的复杂性,其次包括患儿年龄、体重以及 DSA 设备参数设置,此外手术操作者的防护意识与防护技巧也会造成明显差异。国内外各大医院也都在介入手术过程中实施一系列有效降低儿童先天性心脏病介入治疗中辐射剂量的措施。

一项儿童先天性心脏病介入治疗术后敏感组织的随访研究表明,介入治疗术对先天性心脏病儿童甲状腺和血液指标未见明显影响,但对遗传物质的损伤仍然可见。家长可以在宝宝介入手术后定期带宝宝去医院复查,了解其甲状腺结节、外周血象指标和外周淋巴细胞染色体畸变情况,从而明确术中电离辐射对甲状腺和造血系统等辐射敏感组织的影响。

 16. 进口封堵器和国产封堵器有什么区别?

先天性心脏病介入封堵器,目前主要分两大类,分别是进口封堵器和国产封堵器。进口的封堵器叫 Amplatzer 封堵器,是由美国一位放射科医生发明的,最早于 1997 年开始应用于临床,并于 2001 年通过了美国食品药品监督管理局(FDA)认证。国产的封堵器于 2002 年通过认证并开始在临床上广泛推广使用。目前，我国90％以上的先天性心脏病介入治疗使用的都是国产封堵器。无论是进口还是国产的封堵器，都是由超弹性记忆金属镍钛合金编织而成，内充填聚酯纤维等促凝物质，具有良好的形状记忆性和生物相容性。大量的临床试验研究表明，这种材质的封堵器对人体基本是无害的。

　　有研究分析结果显示，进口封堵器与国产封堵器在手术时间、X线曝光时间和手术成功率方面都无明显差异，因此国产封堵器和进口封堵器的安全性和有效性都值得肯定。

 17. 置入封堵器后影响宝宝乘坐飞机、高铁等交通工具吗？

　　一般来说，先天性心脏病介入术后，患儿复查心功能没有异常，是可以正常乘坐飞机的。先天性心脏病患儿手术治愈后，复发率较低，基本可恢复到正常状态，日常生活、学习、工作等不会明显增加心脏负荷，无须担心。乘坐飞机时，由于重力加速度作用，飞机起飞时血液流向下肢可能会引起患儿心脏或脑部缺血，会有短暂的不适，一般问

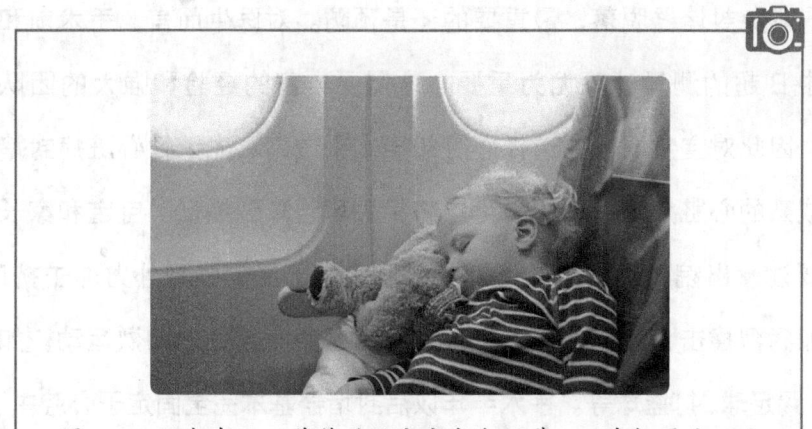

图 2-3 飞机起飞、降落时给宝宝含个奶嘴,以减轻耳朵不适

先天性心脏病宝宝乘坐飞机、火车或轮船时,还应注意防止晕动症,尽量缩短长途出行时间。在飞机起飞、降落时,给宝宝含个奶嘴或喂奶,以减轻耳朵不适,行程中不要让宝宝太兴奋,要注意休息。

一般来说,乘坐飞机对于先天性心脏病患儿不会有太大影响,但还是存在一定的危险性,乘坐飞机前应如实向航空公司说明疾病情况,以做好飞行途中突发意外的预防工作。

18. 随着宝宝长大,手术使用的补片或封堵器会发生脱落吗?

先天性心脏病手术中采用的补片或封堵器不具备生长能力,不会随着心脏的生长而增长。术后 3 个月,自体细胞会覆盖在上面,与周围组织形成一体,所以一般不会脱落,家长不用担心。

避免封堵器脱落，最重要的还是预防。对医生而言，手术前和手术中B超的测量计算尤为重要。这需要丰富的经验和强大的团队支持，因此对宝宝而言，选择心脏超声水平较高、先天性心脏病封堵技术成熟的心脏病治疗中心，可以将相关风险降到最低。宝宝和家长们还要注意出院以后1个月内，需要避免胸部受到强烈外力冲击挤压，比如猛烈撞击、从高处摔落等，半年内避免竞技性的剧烈运动，如赛跑、踢足球、打篮球等。手术半年以后封堵器基本完全固定于心腔中了，此时就可以不受限制地进行日常活动。

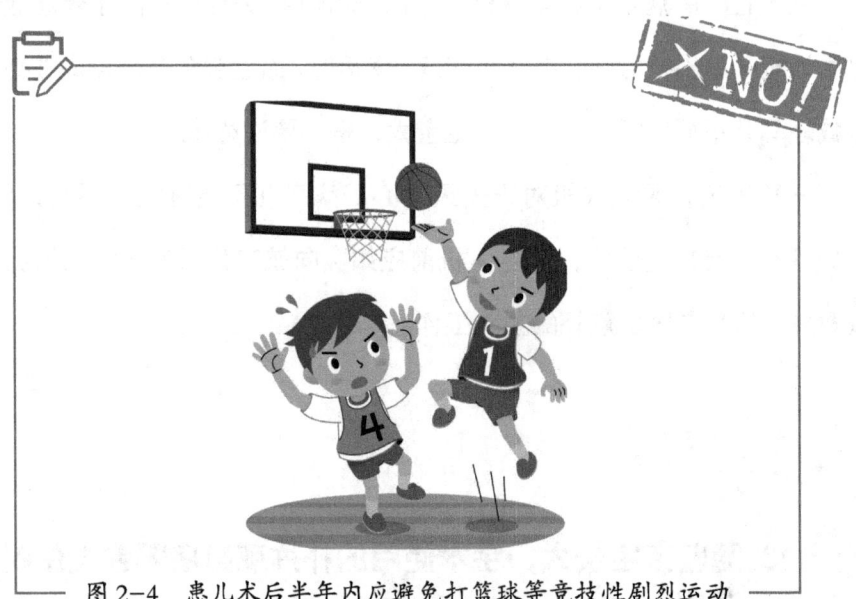

图2-4　患儿术后半年内应避免打篮球等竞技性剧烈运动

19. 先天性心脏病术中为什么要做食道超声检查？

术中食道超声检查（TEE）是指将专用的超声探头，经口放入宝宝的食道内，从心脏后方近距离探查心脏结构，食道超声检查可显示心腔的形态结构并实时评价室壁运动，加上彩色多普勒血流显像，可直观地显示心腔及大血管内血流分布、瓣膜形态功能以及心腔之间的分流信号。同时，由于 TEE 探头靠近心脏，没有肺和胸壁组织的阻隔，不受呼吸运动的影响，因而可以获得更清晰准确的图像，可在术中、术后即刻提供心脏病的诊断和治疗信息。心内手术操作完成后，外科医生在开放主动脉前常规进行左心排气，心脏复跳后 TEE 能直观地显示心内是否有微气泡蓄积，监测整个排气过程，避免了心内积气可能造成大脑等重要器官气栓的严重后果。通过术中 TEE 可及时了解心室功能，指导正性肌力药物和血管活性药物的应用，对患儿顺利脱离体外循环机有重要意义。

在先天性心脏病封堵术中应用食道超声检查也可以更加精确地显示出心脏的解剖学结构，从而提高封堵成功率，减少残余分流的发生，安全性更高。

20. 心脏手术是如何进行的？

心脏手术有两种方法——开胸手术和闭心手术。在宝宝手术之前，家长们将见到宝宝的主管外科医生，他将解释宝宝需要进行什么样的手术以及手术流程。

开胸手术是指进行皮肤消毒后切开胸部皮肤，打开心脏，在体外循环的支持下完成心脏畸形的矫正。手术过程就类似于手工缝补，外科医生就像一名裁缝，用他们的巧手将宝宝心脏缺损的部位（室间隔缺损、房间隔缺损）或存在位置畸形的部位进行纠正，并严丝合缝地修补好。当手术是围绕心脏外部进行的，例如在动脉上，就被称为闭心手术。闭心手术通常用于修复携带血液进出心脏的主要血管，而不是心脏本身。通常来说，心脏闭合手术不需要体外循环。

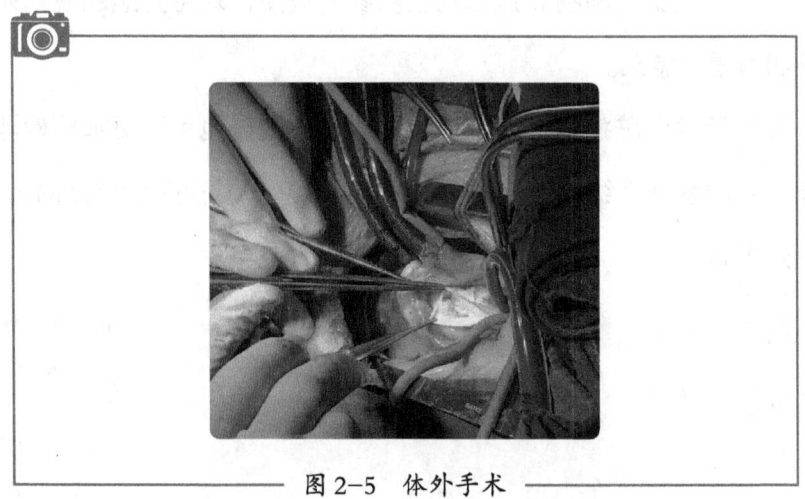

图 2-5　体外手术

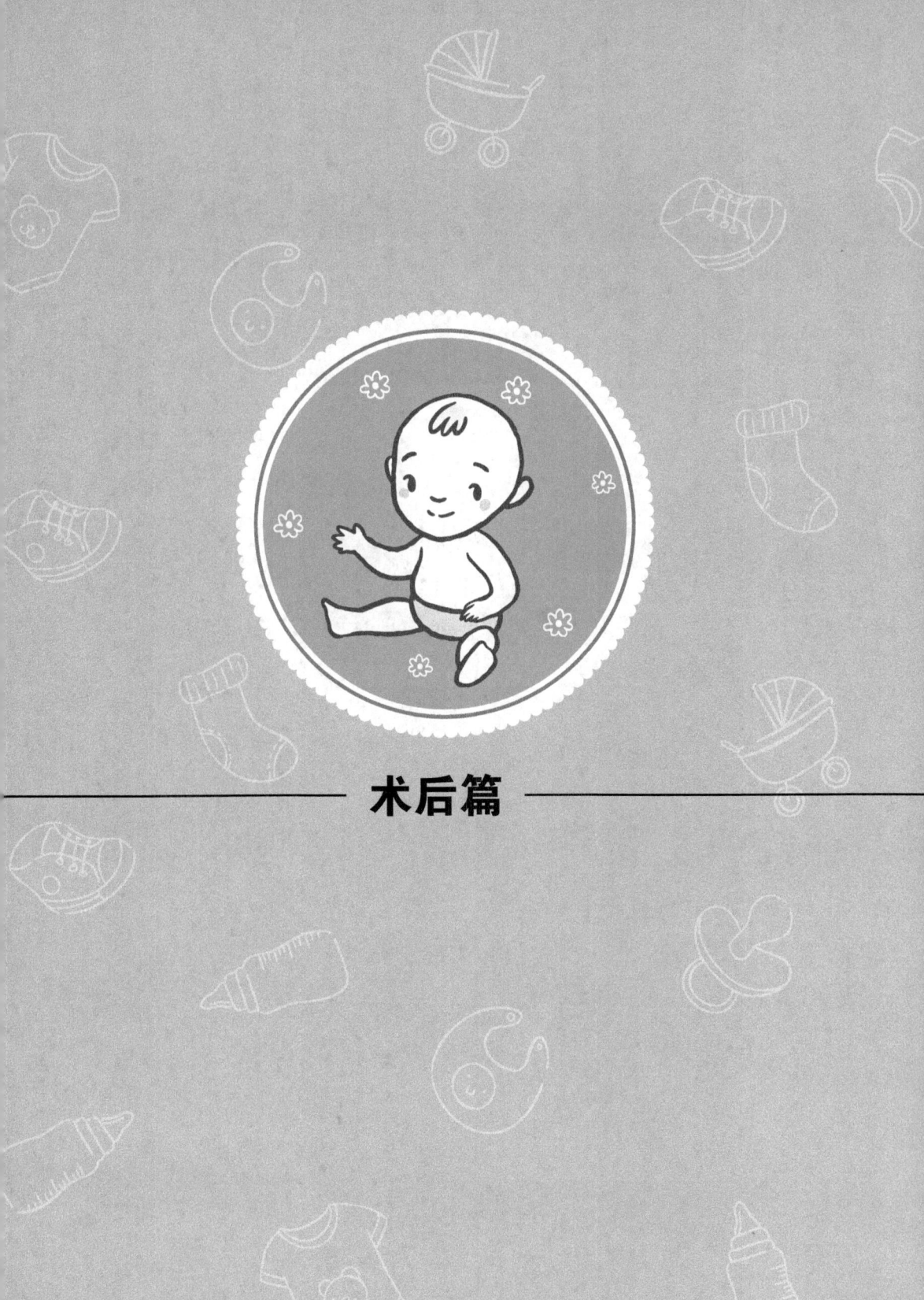

术后篇

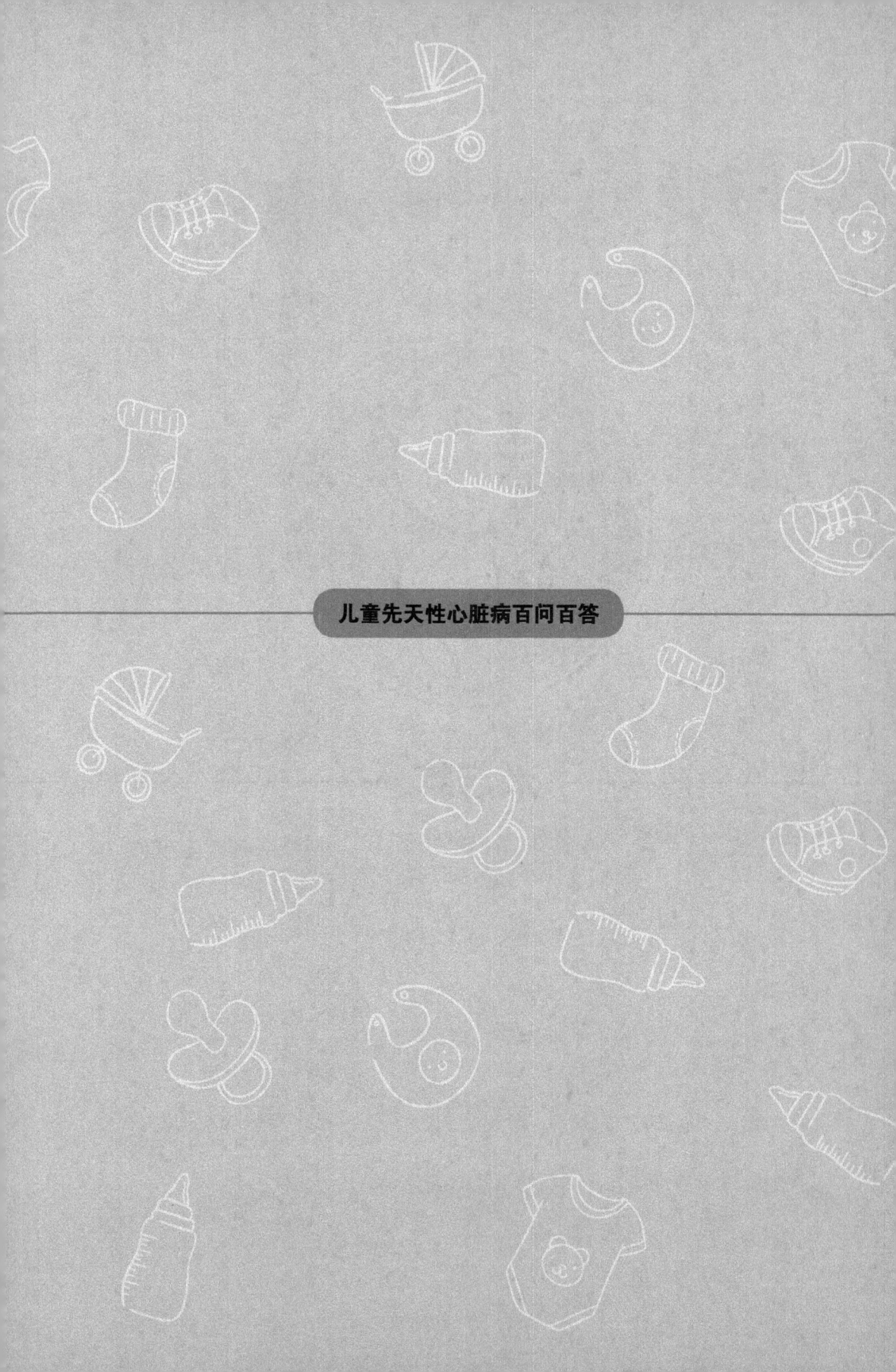

儿童先天性心脏病百问百答

1. 手术结束后,宝宝为什么要去重症监护病房?

大多数接受心脏手术的宝宝将在手术结束后被转移到重症监护病房,这是因为心脏术后,宝宝仍处在全身麻醉状态,没有完全苏醒,需要连接呼吸机辅助呼吸,同时刚刚经历心脏手术的宝宝,心、脑、肺、肾等重要脏器的功能处于不稳定的状态,需要对心率、呼吸、血氧代谢和循环状态进行严密监测,通过全方面、不间断的观察监测,及时发现病情变化,进行处理和纠正,保证术后的宝宝平稳恢复。

重症监护病房空气洁净度比较高,温湿度适宜,能够为术后宝宝提供适合的环境,同时集中了各种先进的医疗技术设备。临床经验丰富的医生、护士将密切监测宝宝,并提供所需的专科护理,帮助宝宝顺利度过危险阶段。

2. 为什么宝宝术后大多需要使用呼吸机?

几乎所有做心脏手术的宝宝都会使用呼吸机,因为宝宝在手术过程中是麻醉状态,没有自主呼吸,术后呼吸功能的恢复也需要一段时间,在此期间,便需要借助呼吸机帮助宝宝呼吸。

呼吸机气管插管将通过鼻子或嘴巴插入,从而允许空气从呼吸机进入肺部。宝宝的面部和呼吸机管道上会缠绕部分胶带,防止管道被意外拔出。在管道留置期间,护理人员需要清除呼吸道分泌物,以防止其阻塞。医生会根据宝宝的恢复情况,决定拔除气管插管的时间。

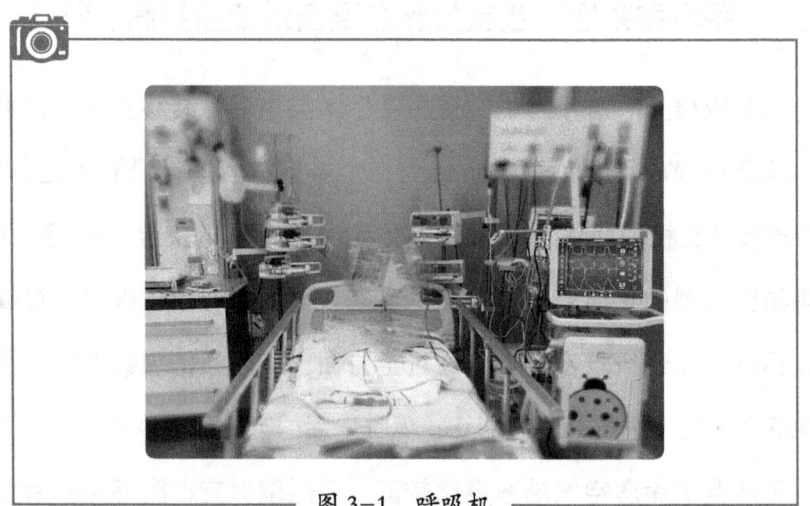

图 3-1 呼吸机

3. 心电监护仪一直"滴滴"响是怎么回事?

心电监护仪是可以动态监测宝宝心率、呼吸、血压、血氧饱和度等生命体征的精密医疗仪器,它的读数将显示在床边监视器屏幕上,医护人员可以一目了然地检查追踪数据,判断宝宝的生命体征是否平稳。

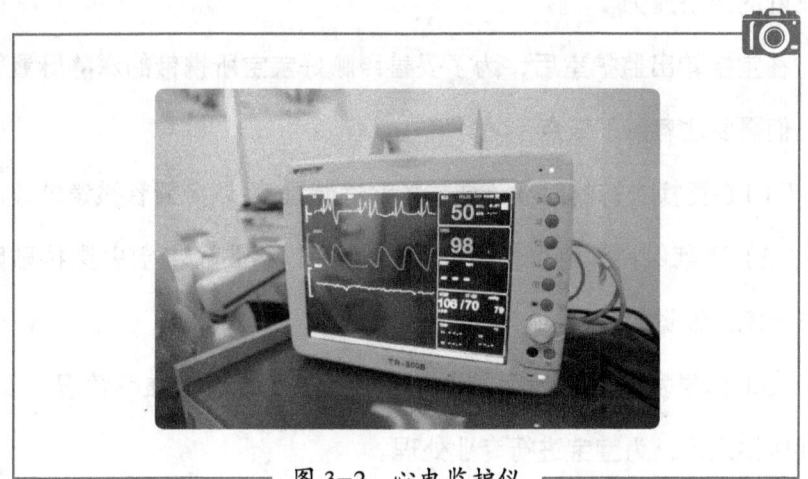

图 3-2　心电监护仪

当心电监护仪一直"滴滴"响时,是在报警,此时,我们应立即查看宝宝,观察宝宝的面色是否红润,呼吸是否规则,精神反应是否良好,如有异常,立即呼叫医护人员。监护仪报警时,并不总是表明宝宝有问题。宝宝轻微的移动或存在外界干扰时会中断信号,屏幕上的规则模式会被打乱,导致发出"滴滴"的警报声,家长们不必过度紧张。

4. 先天性心脏病宝宝术后的深静脉置管如何看护？

深静脉置管是向深部的大静脉和中心静脉置入导管的一种治疗手段，先天性心脏病术后的患儿需要长时间进行病情观察、特殊药物治疗、化验检查等，深静脉置管是非常重要的辅助治疗工具。它保证术后患儿顺利输注液体，同时也减轻了反复穿刺给患儿带来的痛苦和患儿家庭的经济压力。

在宝宝转出监护室后，为了妥善照顾好宝宝所携带的深静脉置管，家长们需要注意以下三点：

（1）在更换衣裤的时候不要拉扯深静脉置管，以免置管被意外拔出。

（2）注意保持深静脉敷贴的平整完好，不要让宝宝去撕拉敷贴，尤其是晚上睡觉的时候。

（3）如果发现置管外面的敷贴有卷边、松动、渗血等情况，及时通知医护人员，为宝宝进行专业处理。

5. 先天性心脏病宝宝术后携带引流管要注意些什么？

外科医生在手术期间将引流管插入胸部，用于引流切口附近的积液、积气，减少术后并发症的发生，根据置管的位置可分为：心包引流管和胸腔引流管。

在照顾携带有引流管的宝宝时，家长需要注意下面四点：

（1）不能过度牵拉引流管，在翻身、抱起时要留有余地；随时注意宝宝的手不要牵拉引流管，以免造成管道脱出。

（2）保证引流管的通畅，避免打折、扭曲、受压，导致引流管引流不畅。

（3）引流瓶不可悬挂太高，至少低于引流管口60厘米，平时宝宝在床上时，可将引流瓶悬挂在床旁，防止意外倾倒。

（4）如果遇到管道意外脱出，可捏住或按压引流口处皮肤，封闭引流管口，并立即呼叫医护人员。

 6. 为什么手术伤口需要定期换药？

换药的目的是进行伤口消毒，并观察伤口的变化，处理引起伤口渗血渗液的原因，若发现早期的感染表现即及时处理，让伤口在干燥和无菌的环境中愈合。

术后伤口都是用纱布等敷料包扎，将伤口和外界的细菌隔开。细菌很难穿过干燥的纱布到达伤口处，但当伤口有渗血渗液，导致纱布渗湿时，外界的细菌就可通过渗湿处进入伤口表面甚至内部，严重者可出现伤口感染。这时候我们就需要消毒换药，重新建立伤口表面无菌和干燥的愈合环境。

因此，术后医生会根据患儿伤口愈合情况定期换药，以避免伤口感染、愈合不良。

7. 先天性心脏病术后宝宝伤口疼怎么办？

手术后伤口疼痛是由于伤口处疤痕组织增生、伤口修复、神经损伤修复所导致的。疼痛在正常承受的范围内，则不需要用药，可以尝试转移宝宝注意力，如抚摸宝宝的额头、播放舒缓的音乐、使用玩具和游戏等方式，从而达到减轻伤口疼痛的目的。如果确实疼痛难忍，医生会根据宝宝的具体情况使用镇静镇痛药物，缓解手术切口带来的疼痛。

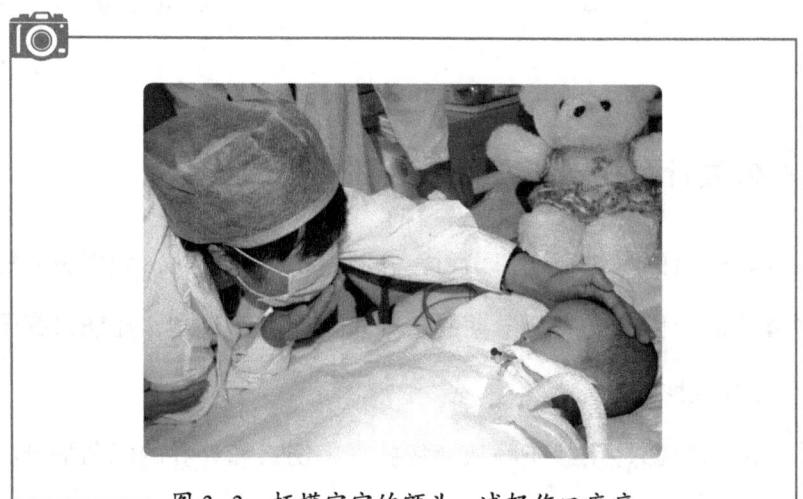

图 3-3　抚摸宝宝的额头，减轻伤口疼痛

8. 先天性心脏病术后宝宝的伤口可以碰吗?

先天性心脏病术后的宝宝伤口上都覆盖了无菌纱布,医生根据伤口愈合情况定期换药,保证伤口的无菌性,促进伤口的愈合。我们的手经常接触外界的各种环境,很容易被细菌、病毒污染。因此,在宝宝的伤口还覆盖有纱布的时候,尽量少摸少碰,等到伤口完全愈合,伤口上的硬痂脱落后便可以给宝宝洗澡,那时候碰就没有问题了。

 9. 先天性心脏病术后多久可以洗澡?

宝宝先天性心脏病术后如果引流管已拔除,伤口愈合良好,无渗血渗液,无红肿,无疼痛,心功能恢复良好,可以在适宜的温度下洗澡,洗澡后的舒适感可以让孩子保持愉悦的心情和良好的精神状态,对术后恢复是非常有利的。但洗澡时间不宜过长,建议在10分钟以内,伤口处不要浸泡,也不建议用刺激性沐浴露或肥皂,不要用力去擦洗伤口处皮肤,洗澡时切记做好保暖工作,以防着凉引起感冒。

10. 为什么有的宝宝手术疤痕比其他孩子明显,该如何减轻疤痕的形成?

疤痕组织的主要成分是纤维结缔组织,是人体创伤修复过程中的必然产物,没有疤痕就没有创伤的愈合。疤痕组织胶原的产生和沉积增加了伤口的愈合强度,术后留下手术疤痕是不可避免的。

为什么有些宝宝伤口疤痕较明显,原因有以下三点:

(1)张力大、活动多的部位疤痕比较明显,属于增生性疤痕。

(2)疤痕体质的宝宝,术后疤痕会比其他宝宝要明显。

(3)手术切口的选择会影响手术效果,还会影响手术疤痕的形状、大小、深浅等,因此选择正确的手术切口,可以为消除手术疤痕打下良好的基础。

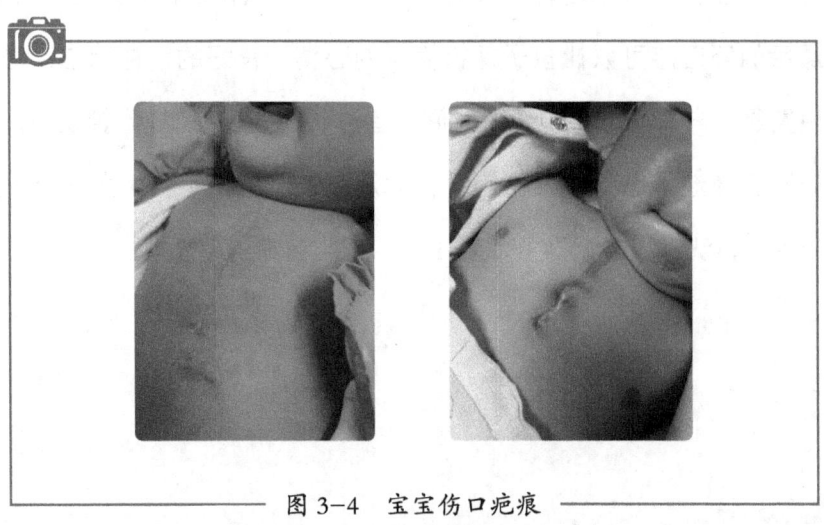

图 3-4 宝宝伤口疤痕

为减轻疤痕形成，手术伤口处应减少活动，否则不仅影响伤口愈合，而且刺激疤痕产生，这就是为什么四肢关节处的疤痕通常较明显。还应合理饮食，减少辛辣刺激性的食物，因为辛辣刺激性食物会促进疤痕增生，应多吃富含维生素的蔬菜、水果及高蛋白的食物等。手术后伤口及时拆线，也能减少刺激疤痕的产生。伤口愈合脱痂后如果已经形成疤痕，可以使用去疤痕的药物，抑制疤痕的增生。

11. 先天性心脏病术后的宝宝最怕什么？

先天性心脏病术后年龄小的宝宝最怕受凉、感冒，因为术后的宝宝会因为感冒引起呼吸系统感染，加重心脏负担而引起缺氧。

而术后年龄大一点的宝宝则比较怕便秘、剧烈运动，因为用力解大便和剧烈运动也会加重心脏负担，导致胸闷、缺氧的情况发生，严重时还会引发心脏骤停，是很危险的。

对于紫绀型心脏病术后的宝宝，最怕的是饮水量不足造成的脱水，因为脱水会导致血栓形成并发脑栓塞等情况，当然，不能一次大量饮水，应该遵医嘱按时间均匀饮水，避免大量饮水造成的心脏负担。

12. 为什么先天性心脏病术后的宝宝要称尿量？

对于回到病房的先天性心脏术后的宝宝，妈妈们常有疑问，为什么要称宝宝换下来的尿片呢？记尿量有什么意义吗？

尿量是反应心功能的一个常用指标，医护人员可以通过宝宝的尿量情况评估宝宝的手术后的心功能恢复情况。同时，也可以合理控制宝宝液体的出入量，避免宝宝摄入的液体量过多，而排出的液体量过少，心脏负荷增大，不利于术后心脏功能的恢复。当宝宝返回病房之后，医生会根据宝宝的心脏情况制定不同的出入量的标准，然后与宝宝每天的尿量做对比，及时调整治疗方案，这对于术后比较危重、心功能不好的宝宝尤为重要。

 13. 为什么先天性心脏病术后的宝宝要进行肺部物理治疗？

肺部物理治疗是指通过体位变换、体位引流、拍背、高频震荡、雾化吸入、震动排痰等一系列护理技术，促进痰液排出，改善呼吸功能的治疗方法。这些方法可以促进附着在气道壁上的痰液松动，并随之震荡下来，通过咳嗽动作，将痰液排出。这种治疗方法可有效预防宝宝术后出现肺部感染和肺不张等并发症，缩短宝宝的住院周期，因此先天性心脏病术后的宝宝需要积极进行肺部物理治疗。

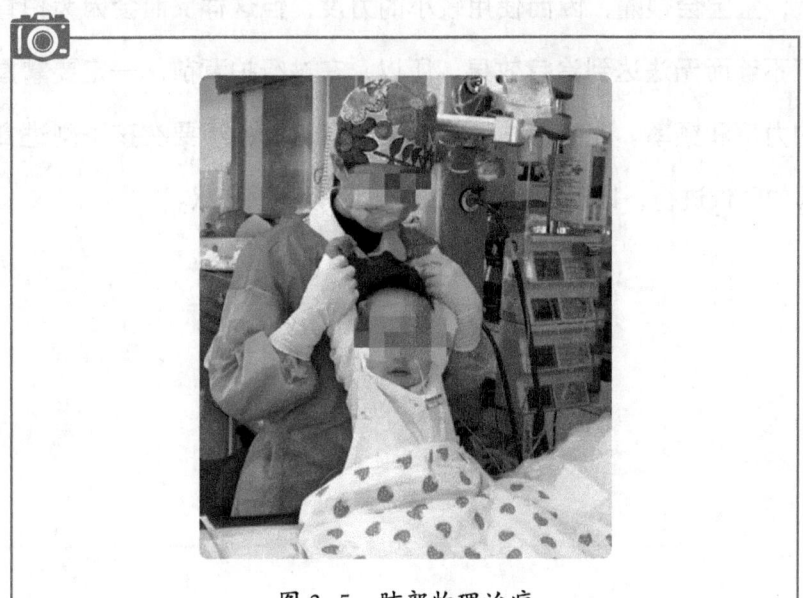

图 3-5　肺部物理治疗

14. 先天性心脏病宝宝术后需要拍背吗?

为了防止手术后宝宝发生肺部感染、肺不张等情况,我们需要为孩子进行拍背。拍背是肺部物理治疗的重要方法之一。

宝妈们也可以学习为孩子进行拍背排痰的手法。具体的动作如下:

(1)五指并拢,假想手中握着一个较大的圆球,使手背拱起。

(2)甩动手腕,自宝宝的胸部下段、外侧开始,由下向上、由外向内,对两侧背部进行拍击。大多数时候,妈妈们担心自己拍背力度过大，宝宝会很痛，因而使用较小的力度，但这样反而会因为拍背的力度不够而无法达到治疗效果。所以，在进行拍背前，一定要掌握合适的力度和频率。此外，拍背排痰要注意时间，不要在孩子刚进食或睡醒的时候进行，以免导致宝宝出现呕吐等不适症状。

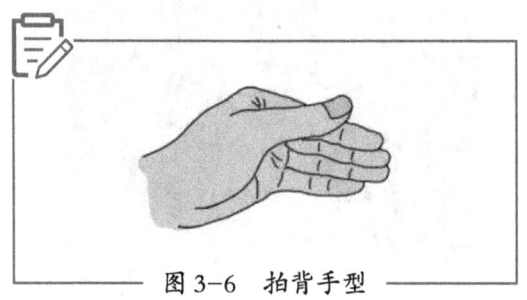

图 3-6　拍背手型

15. 为什么宝宝术后要口服利尿药？

体外循环容易引起宝宝出现血钾、血钠等电解质紊乱现象，利尿药的使用可以增加尿液排出量，减少血容量，从而减轻心脏负担。利尿药分排钾利尿药和保钾利尿药两种，排钾利尿药常见的有呋塞米，可减轻水肿、高血压，使用中宝宝可能出现血钾、血钠等电解质紊乱现象；保钾利尿药常见的有螺内酯、氢氯噻嗪，使用时宝宝可能会出现高钾血症，因此使用时应注意监测电解质。临床上也可以合用排钾和保钾利尿药以减轻水肿。

16. 为什么口服利尿剂时要注意补钾？

　　心脏病患儿长期服用的利尿剂都有一定的排钾作用，长时间服用可以造成人体血液中的钾离子含量降低，钾离子的降低可以导致心律失常，甚至洋地黄中毒等严重的危害。大多数的心脏病患儿除了口服利尿剂之外，还要口服增强心功能的洋地黄制剂，这个时候无论是细胞内还是细胞外的钾离子含量降低都是非常危险的。所以，在口服利尿剂的时候一定要补充一定量的钾，临床常用的制剂有静脉注射用的氯化钾注射液，口服的氯化钾缓释片、枸橼酸钾颗粒等。

 17. 为什么口服地高辛时不能同时服用补钙的药物？

　　地高辛是强心类药物，其药理作用是使细胞内的钙离子浓度升高而增强心肌收缩力，能减慢心率，增强心脏的排血量。如果同时服用补钙的药物，就会出现协同作用，服用以后两者的强心作用会明显加强，使宝宝体内的血钙过高，从而增加地高辛的毒性作用，甚至出现心脏停搏。因此为了避免发生药物中毒反应，在服用地高辛的同时不能服用补钙的药物。

18. 为什么有些先天性心脏病宝宝术后要口服抗凝药？

某些先天性心脏病手术中需要置入人工瓣膜、人工血管、封堵器、金属支架，对于人体而言，置入的器材属于异物，容易引起血栓，口服抗凝药物可以预防血栓性疾病。

常用口服抗凝药有阿司匹林和华法林，抗凝药用量不足，容易形成血栓或栓塞；抗凝过量有引起出血的危险，因此抗凝药的剂量要遵从医嘱，每日按时按量服用，服药期间也要遵医嘱按时复查凝血全套，查看凝血酶原时间，根据化验结果调整药物用量，更要注意全身有无出血现象，如发生出血须立即就医。

 19. 为什么先天性心脏病术后仍需要口服降肺动脉压力的药物？

生活中家长可能有这样的疑问：宝宝已经做了心脏病手术，为什么还要服用降肺动脉压力的药物，宝宝做完手术还有肺动脉压力吗？肺动脉压力可以治愈吗？

手术后肺动脉压力不会迅速降至正常，它是一个慢慢下降的过程，术后低氧、酸中毒及应激反应均可使肺部毛细血管剧烈收缩，导致肺动脉压力上升，从而出现肺高压。所以口服降肺动脉压力的药物对宝宝术后康复是非常重要的。

目前临床上口服降肺动脉压力的药物主要是波生坦，波生坦可以降低肺和全身血管阻力，在不增加心率的情况下，增加心脏输出量。服用此类药物可以改善宝宝的运动耐量、降低肺动脉压力及肺血管阻力，长期服用时，除了需要定期检测肝功能，并不会引起其他明显的副作用。

20. 什么是静脉营养治疗？

静脉营养治疗是通过静脉直接将富含营养物质的静脉营养液注入血液，静脉营养液又叫肠外营养液，临床上常用的有葡萄糖、脂肪乳、全静脉营养液等，一般适用于心脏术后、消化道术后、感染病人和营养物质摄入非常差的病人。因为这些病人需要补充充足营养，给人体分解、代谢提供足够的营养物质，由于输入的液体量受到一定限制，所以需要在有限液体量内，输入浓度相对较高的营养物质。

21. 做完手术后宝宝可以吃什么，有什么忌口的，"发物"能吃吗？

手术后的宝宝需要根据不同年龄按照饮食规律给予不同饮食。未添加辅食的宝宝给予高热量奶粉，补充足够能量，以满足术后伤口恢复及追赶生长的需要；添加辅食的宝宝注意营养均衡、多样化，除了高蛋白饮食，馒头、米饭也要吃。鱼汤、鸡汤、牛肉汤等，营养还是在肉里，除了喝汤，还要把肉吃掉。手术后饮食要易消化，最好是以炖、蒸、煮为主，忌油炸和烧烤。应适量添加蔬菜水果、粗纤维食物，促进宝宝胃肠蠕动，有利于胃肠道功能的恢复。

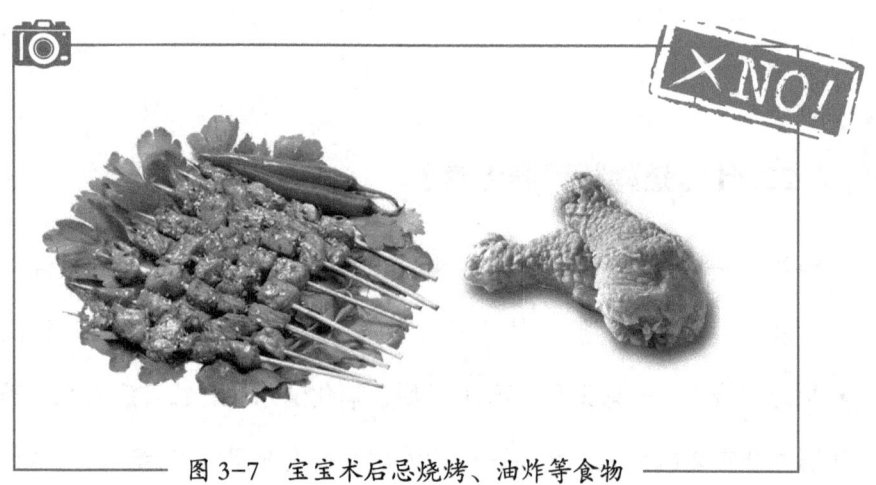

图3-7　宝宝术后忌烧烤、油炸等食物

"发物"主要指的是"辛热之物"，即富于营养或有刺激性，容易使疮疖或某些病状发生变化的食物，如羊肉、鱼虾等。而中医中所谓"发物"，就是容易引发旧疾或加重现有疾病的食物。其实这其中绝大部分食物对于手术后患者并不是不能吃，只是需要适量。此外，"发物"里面很重要的一类就是易过敏类食物，如蚕豆、鱼虾、羊肉等，若宝宝对某种食物有明确过敏史，就要避免食用。

22. 为什么宝宝术后不宜多吃甜食和冷饮?

甜食主要成分是脂肪和糖,热量很高,但所含的蛋白质和脂肪的比例与宝宝的正常需要量相差很大,更易造成宝宝消化不良、大便秘结、食欲减退。此外,罐装饮料和冷饮的成分主要是糖或糖精和色素、水、香料等,心脏手术后的患儿消化器官尚处于恢复阶段,功能较弱,过冷的食物进入消化道,会引起胃肠黏膜的收缩,影响消化,同时更加会影响消化道的杀菌能力,导致胃肠道发生感染性疾病。因此,宝宝术后不宜多吃甜食和冷饮。

 23. 为什么宝宝术后不能盲目进补?

手术后,心脏逐步恢复正常功能,但是宝宝的免疫力、胃肠的恢复能力都较弱,家长在饮食上可以遵循多样性原则,少量多餐。

盲目进食补品反而会造成宝宝食欲减退、鼻子出血、烦躁不安、胃肠胀气等。另外一些补品对生长发育期间的孩子并不适合,所以,先天性心脏病术后的宝宝只需要进食营养均衡,选择清淡、易消化、高蛋白、富含纤维素的饮食即可。

24. 为什么宝宝术后喂奶量要比术前少?

手术矫治成功,术后心功能得到明显改善的宝宝,明显表现为胃口大开,总是吃不饱,但是一次性加大奶量达到术前状态或超过术前状态会导致胃腔扩大,横膈提高,影响呼吸,会加重心脏负担,不利于心功能的恢复,因此需要少量多餐。

术后仍心功能不全的宝宝,需要卧床休息,活动量减少,再加上手术引起肝部和胃肠道的淤血,导致食欲及消化功能下降,容易引起腹胀,所以术后的奶量需要比术前减少。

术后心功能处于恢复期的宝宝,如果加大奶量,摄入食物中的水量增多,多余的水分潴留体内,导致全身血容量增加,直接增加心脏的负荷,会使心功能不全更为加重。所以先天性心脏病宝宝术后的奶量普遍要比术前少。

 ## 25. 宝宝缺钙有哪些常见的表现?

缺钙早期孩子可出现神经兴奋性增高的表现,例如宝宝易惊,不易入睡,或睡眠较浅。爸爸妈妈经常说的孩子睡觉特别容易惊醒,稍微有动静孩子就醒了,睡觉很不踏实,或者宝宝常常在夜间突然惊醒,啼哭不止,这些都是缺钙引起的神经系统症状。宝宝出现夜间盗汗,汗多刺激头皮而摇头,摇头摩擦枕头造成枕后毛发脱落,引起小儿枕秃。

在 6 个月以内的婴儿头颅可出现乒乓球样的感觉,有的囟门迟迟不闭合。7～8月的婴儿,额骨和顶骨中心部分逐渐变厚,变成"方盒子样"头型,也就是头颅骨呈方颅(从上往下看),还有头型像马鞍一样,称为马鞍头,头围也较正常大。

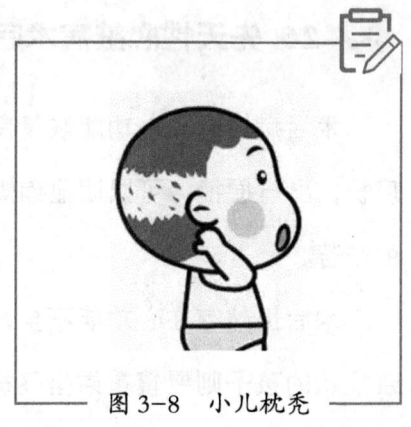

图 3-8 小儿枕秃

缺钙的宝宝胸廓肋骨出现以下改变:肋骨处,可以见到肋串珠,1岁左右的小儿可以见到胸廓畸形,如果胸骨和临近的软骨向前突起,叫鸡胸,如果向后凹陷,叫漏斗胸。

缺钙的宝宝四肢出现异常表现。手腕、足踝可形成钝圆形环状隆起,叫手足镯。由于骨质软化和肌肉关节松弛,小儿开始站立与行走后双下肢负重,可出现股骨、胫骨、腓骨弯曲,形成严重的膝外翻(X 型腿)或膝内翻(O 型腿)。

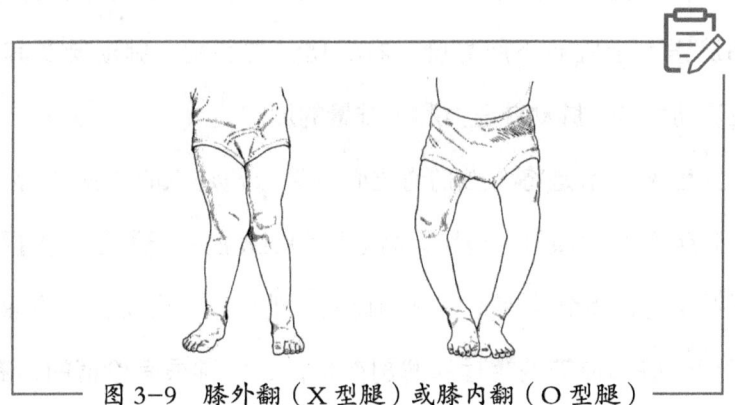

图 3-9 膝外翻(X 型腿)或膝内翻(O 型腿)

26. 先天性心脏病术后的宝宝可以坐飞机吗？

术后病情轻、心功能恢复良好的孩子可以乘坐飞机出行，飞机速度快，出行便捷，可以明显缩短孩子旅途时间，减轻在路上奔波劳累的辛苦。

术后仍然存在心功能不全，容易出现口唇或肢端青紫或（和）心衰症状的孩子则要慎重乘坐飞机，如果必须出行，须找专业医生进行评估后，听从专业医生的建议，必要时请专业医生和护士携带氧气袋和急救药物，陪护出行。

 27. 进行心导管检查或心血管造影术，应做什么准备，手术后应注意什么？

心导管检查是一种有创检查，医生会在 X 线的引导下，把心导管经股静脉送入上腔和下腔静脉、右心房、右心室、肺动脉及其分支，进行血流动力学、肺动脉压力和心排量的测定。

心血管造影术是将造影剂通过心导管快速注入心腔或血管，使心脏和血管腔在 X 线照射下显影，将心脏和血管腔的显影过程拍摄下来，从显影结果可以看到含有造影剂的血液流动顺序、心脏血管充盈情况，从而了解心脏和血管的生理和解剖变化，是一种很有价值的诊断心脏血管病的方法。

心导管检查前 6 小时要空腹，夜间不要进食或饮水，检查当天须换好手术服，随手术室工作人员前往手术间。

心导管检查或心血管造影术后需要注意以下四点：

（1）观察宝宝术后有无心率、呼吸的突然增快症状。

（2）如果做了造影检查有无恶心、呕吐、皮疹等反应。

（3）要密切注意穿刺部位有无出血、血肿以及肢体发凉、颜色变化等情况。

（4）术后医生会根据宝宝的情况决定卧床时间，造影术后局部压迫穿刺六个小时内，不宜进行剧烈活动。

 28. 为什么鼓励宝宝术后尽早下床活动？

术后宝宝尽早下床进行自主活动，可以促进血液循环及体能恢复；使积血、积气、积液通过引流管排出，促进肺复张；增加肺的通气量，有利于痰的排出；促进胃肠道功能恢复，防止便秘；促进身体各机能的恢复。

病情允许的情况下，宝宝可在术后 1～7 天后离床活动，即早期离床活动，卧床已久的宝宝第一次下床活动有什么技巧呢？

（1）先让宝宝侧卧几分钟。

（2）摇高床头，或让宝宝用手臂慢慢地撑起上身，变成坐姿。

（3）慢慢地把腿垂在床侧 2～3 分钟。

（4）如果宝宝没有头晕不适，可尝试脚踏在地板，手撑着床边，慢慢起立、迈步、行走。

早期下床活动要适度，只可做轻微正常活动，避免跑步等剧烈运动。如果手术创伤较重，术后体力较差，不能下床时，可在床上做肢体运动和翻身动作。如果身体恢复良好，可逐步加大运动量，变换锻炼内容。

 29. 先天性心脏病宝宝术后什么睡姿最正确？

宝宝的睡姿千姿百态，十分可爱，但对于先天性心脏病术后的宝宝什么样的睡姿最适合呢？

先天性心脏病术后的宝宝术后非必要不建议趴睡，因为趴睡容易引起伤口渗血渗液，不利于伤口愈合。如果肺部情况差，为促进肺部发育，建议在术后48小时趴睡，小宝宝可选择趴睡于爸爸妈妈的胸口，趴睡必须在饭后半小时，并且以有大人看护为前提。

开胸手术后宝宝不宜侧卧。因为胸骨愈合需要一定的时间，侧卧位会导致胸骨愈合不良，严重者会造成后天性鸡胸，所以早期3个月内尽量平卧。

微创封堵手术伤口小，术后体位没有特殊限制；采用小切口和侧切口手术方式的宝宝只要不压迫伤口，原则上也没有特殊限制。如果需要侧卧位,就应尽量避免压迫伤口,以免伤口局部缺血,引起血肿等不良反应。

30. 为什么有些宝宝术后排便困难?

术后宝宝排便困难有以下两方面的原因:一方面是由于伤口创面太大,害怕用力牵拉伤口疼痛,宝宝不敢用力排便。可以对宝宝进行沿顺时针方向的腹部按摩和热敷,轻轻扶住伤口处,鼓励宝宝缓慢用力排便。

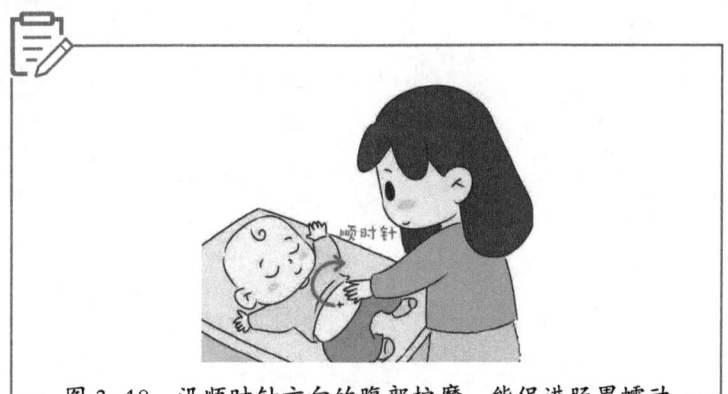

图 3-10　沿顺时针方向的腹部按摩,能促进肠胃蠕动

另一方面,术后患儿食欲减弱、水分摄入不足、卧床休息导致活动量减少,引起大便干结,则会出现便秘。这时可以根据病情适当增加水的摄入量,进食水果及蔬菜,保证食物种类的均衡性,保证大便顺利排出。必要时可咨询医生,使用缓泻剂,帮助大便排出。

31. 先天性心脏病术后的孩子可以上体育课吗？

先天性心脏病术后的孩子前 3 个月建议多休息，后期如果复查心脏彩超、心电图，显示其他心功能项目没有问题，自身情况良好，无不适，便可以正常进行体育活动，如：打乒乓球、打羽毛球、跑步、跳绳等，一定量的运动锻炼对心脏是有益的，但不建议参加竞技比赛，运动过程中如果出现面色苍白、头晕、胸闷、呼吸困难等症状，应立即停止运动，及时就诊。

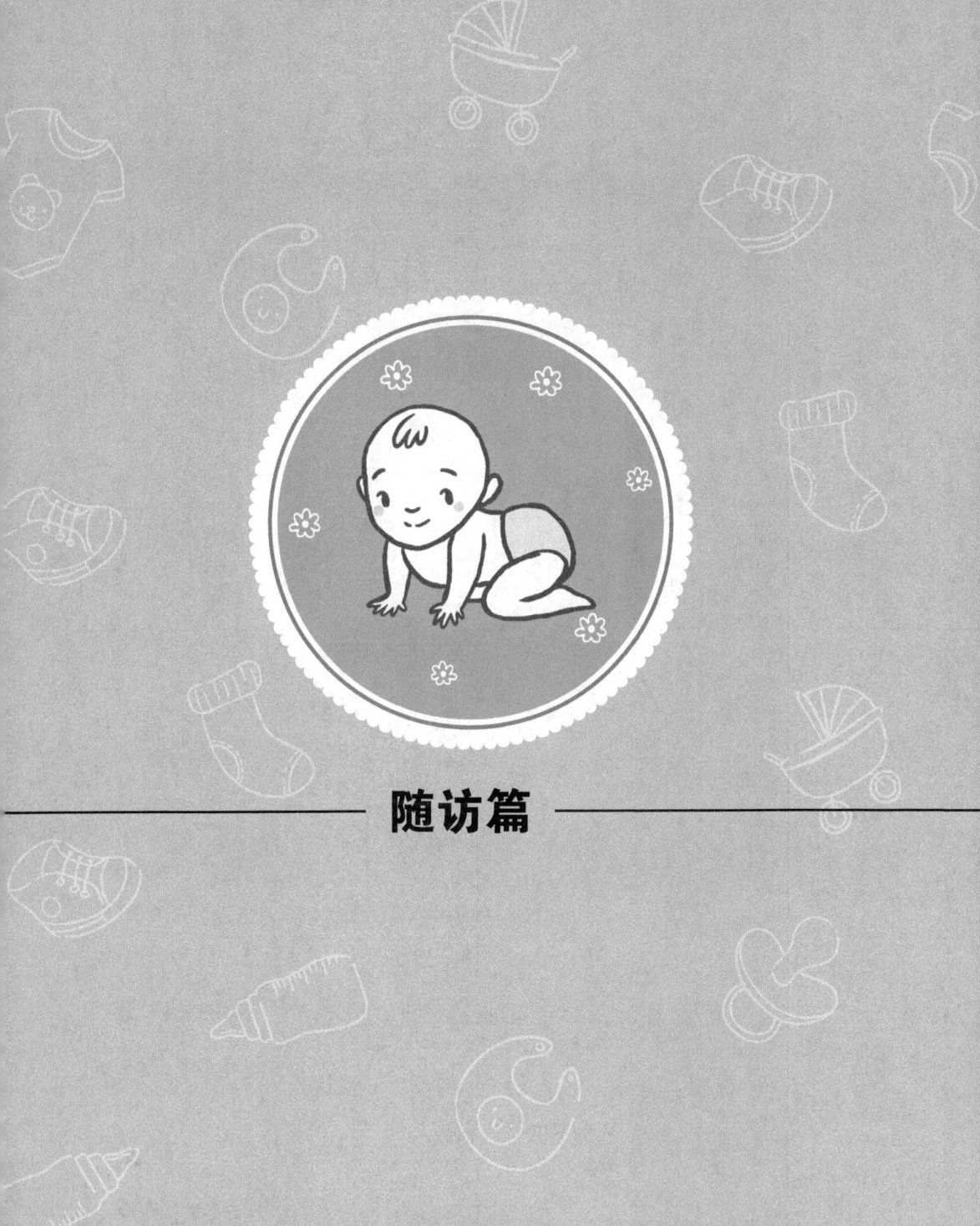

随访篇

儿童先天性心脏病百问百答

1. 先天性心脏病宝宝术后出院后有哪些注意事项?

先天性心脏病宝宝术后出院后,家长需注意遵医嘱服药,切忌擅自增减、停用药物。一般正常情况下术后半年以休养为主,勿剧烈运动,可适当走路,进行少许活动。出院后以清淡饮食为主,勿暴饮暴食。可在正常饮食情况下适当增加营养,观察宝宝体重增长情况及伤口愈合情况。出院后1个月、3个月、6个月到门诊复查,切记复查时带上以往病例资料。

 2. 婴幼儿期做心脏手术后会影响后期发育吗?

先天性心脏病宝宝通常会比正常同年龄阶段的宝宝发育稍慢或者发育迟滞,如果宝宝术后恢复正常,不会影响以后的发育,术后注意给宝宝加强营养正常饮食即可,还可以定期来儿童保健科体检。

3. 回家后，宝宝还需要继续服药吗？

一般的简单型先天性心脏病，且宝宝心脏缺损直径较小，未出现并发症和感染，手术成功后，复查心功能情况较佳的，可以暂时不用服药。存在肺部并发症的宝宝，如宝宝肺血管发育不良或畸形矫正不理想、肺血流量增多等，是需要服用强心、利尿、扩血管药物的。另外对于有术后肺动脉压力或是心衰迹象的患儿，往往用药时间会更长。

 4. 出院后在家里服用地高辛，有哪些注意事项？

地高辛要严格按时、按量、按医嘱服用，不能漏服，一般每12小时服一次。服药前要测量宝宝的脉搏或听心率，将听诊器件放于胸部的第五肋间（离前正中线2～3厘米处）的心尖搏动点（一般在左乳头下位置）进行听诊1分钟。若小于3个月婴儿心率＜120次/分，1岁以下幼儿心率＜100次/分，1～5岁幼儿心率＜90次/分，大于5岁幼儿心率＜80次/分，则停服1次，待下一次服药前再次听诊心率，如心率高于上述值，可继续服用。2岁以上的宝宝可去正规药店购买指夹式脉氧仪进行测量。在服用地高辛期间可能会出现一些恶心、呕吐、头痛、头晕等不良反应，如果上诉症状明显须及时就医。还需注意的是，服用地高辛期间要暂缓服用钙剂和维生素 D。

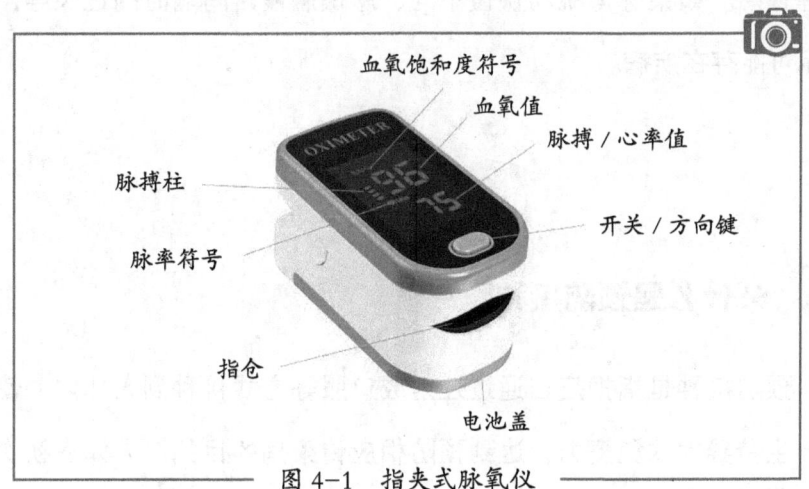

图 4-1　指夹式脉氧仪

5. 如何正确测量小儿脉搏？

测量脉搏的正确方法是：

（1）测量部位是手腕掌侧面大拇指上的桡动脉，也可以摸靠近外耳道处的颞动脉或颈部两侧的颈动脉。

（2）用手测量脉搏时，父母用手指轻轻托住小儿的腕关节，把自己的食指和中指，放在小儿掌面部皮肤的横纹下偏拇指侧部位，这时即可感受到动脉搏动的冲击感。

（3）测量脉搏时，要测一分钟脉搏跳动的次数，同时注意脉搏跳动是否规律，正常的脉搏跳动节律整齐、力量均匀，手指摸到动脉处有弹性感。如果脉搏跳动快慢不匀、忽快忽慢、间隔时间过长等，都提示可能存在疾病。

6. 什么是预防接种？

预防接种是指把疫苗通过注射或口服等方式接种到人体内，使机体产生特异性的免疫力，达到预防相应传染病的目的。人体在初次接触到这些疫苗时，自身的免疫系统由于受到疫苗的刺激而激活，分泌出具有免疫功能的免疫活性物质，当人体再次遭受这些致病菌的侵袭时，这些免疫活性物质就会发生作用，阻止病菌对人体的伤害，从而达到预防相应传染病的目的。

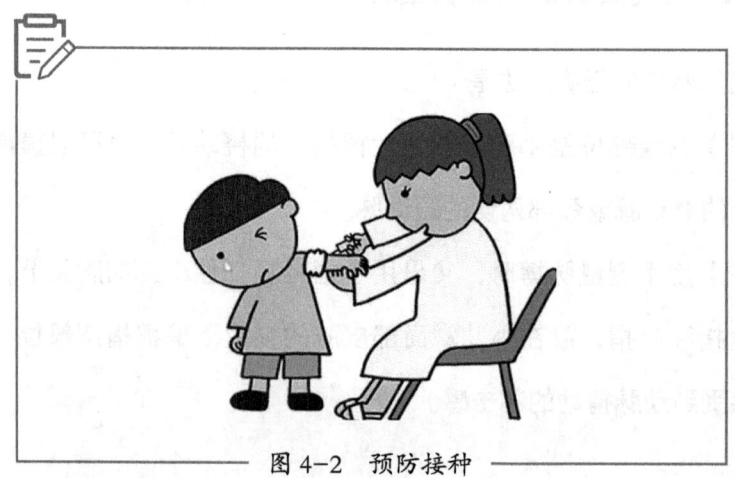

图 4-2　预防接种

7. 先天性心脏病宝宝能预防接种吗？

为了提高先天性心脏病宝宝的免疫力，在宝宝生长过程中，可以接受各种计划免疫，即俗称"打预防针"，包括卡介苗、脊髓灰质炎疫苗、百日咳疫苗、白喉疫苗、麻疹疫苗等。先天性心脏病不是预防接种的禁忌证。宝宝出现发烧、腹泻、肺炎等其他疾病时不能打预防针，可在这些疾病治好后再行预防接种。

 8. 出院后是否可以立即预防接种？

先天性心脏病手术以后，在患儿恢复比较好，没有上呼吸道感染或者是腹痛、腹泻、荨麻疹等情况下，可以在术后的3个月进行疫苗接种。有一些患儿在接种后会出现一些不良反应，比如发烧或者是局部的皮肤出现红肿的情况，也是属于正常的，一般不用进行特殊的处理，通常在三天以后症状就能逐渐消失。如果先天性心脏病术后，宝宝的身体抵抗力比较弱，要暂时延缓疫苗的注射，要等宝宝身体完全恢复，再考虑进行疫苗的接种。

9. 家长该如何应对先天性心脏病宝宝缺氧情况？

婴儿时期，如宝宝长时间剧烈哭闹，可能会加重心脏负担，因此应尽量避免。患有青紫型先天性心脏病的宝宝，在婴儿时期常可因哭闹、排便、寒冷或创伤等诱发缺氧发作，表现为烦躁不安、呼吸困难、青紫加重、哭声微弱等，重者可危及生命。遇到这种情况，家长应立即采取给氧措施，并采取将患儿下肢屈起，置胸膝卧位等措施。如仍得不到缓解，应尽快到医院救治。有经常缺氧发作患儿的家庭，应备一个医用氧气袋应急。

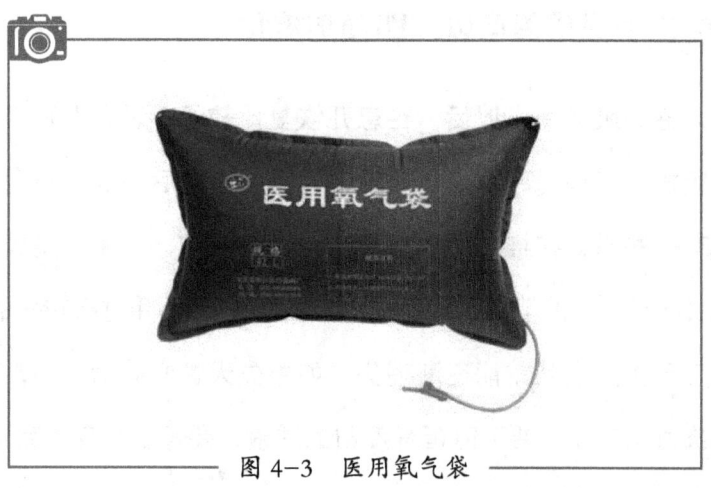

图 4-3 医用氧气袋

10. 如何预防先天性心脏病宝宝上呼吸道感染？

在先天性心脏病宝宝中，有70％～80％的心脏畸形是室间隔缺损、房间隔缺损和动脉导管未闭等情况导致的。这些宝宝肺部充血，容易得肺炎，特别在冬季，更容易患上呼吸道感染。

家长平时要让宝宝多到室外晒晒太阳，呼吸新鲜空气，尽量不去人多的公共场所，以免发生传染性疾病。宝宝住的房间，要经常开窗换气，避免感冒和呼吸道感染。有些宝宝平时出汗特别多，贴身衣服容易汗湿，而家长怕宝宝感冒，仍给宝宝穿得比较多，这种做法不科学。因为有先天性心脏病的宝宝心脏负担重，心功能往往较差，穿衣服过多只会加重宝宝出汗。宝宝体质弱，在给宝宝换汗湿的衣服时，容易因着凉而引起感冒。建议家长给宝宝换些宽松的内衣，不要穿过多的衣服保暖，并在胸前、后背垫上隔汗巾，这样每次汗湿只需更换隔汗巾即可，宝宝就不容易感冒。

 11. 宝宝先天性心脏病术后为什么会出现鸡胸？

在进行先天性心脏病手术时，虽然可以经右侧行微创小切口手术，但许多复杂的心脏病需要从胸骨的正中切口进行手术，在手术结束时再将胸骨缝合起来。然而，年龄较小患者的胸骨是软骨，没有完全发育好，在进行手术时，本身就不太硬的软骨就会在手术缝合的过程中受到牵拉，最终形成了胸骨隆起的局面。

并不是所有的先天性心脏病手术术后都会出现鸡胸，鸡胸的出现与手术方式和个人体质有关。若出现鸡胸，也不需要过于紧张，可以先观察并进行矫正训练帮助患儿恢复。目前，也有专门的鸡胸防治仪，可佩带矫正。

12. 先天性心脏病宝宝手术后寿命会比正常宝宝短吗？

不会。目前绝大部分先天性心脏病宝宝只要及时诊断，并在适宜的年龄阶段接受手术干预，定期复查康复，其生长发育可以追赶上正常儿童，生活质量及寿命与正常宝宝没有差别。大部分复杂型先天性心脏病患儿手术后与简单型先天性心脏病患儿一样，预后良好。部分畸形较为严重的患儿，手术后身体状况较正常人差，心功能不如正常人，可能会影响远期生活质量，或需要二次手术干预。如部分瓣膜缺失患儿，在行瓣膜成形术后往往不能治愈，或面临心脏移植风险，甚至需要依靠心脏辅助装置来改善循环与血流动力学情况。总而言之，98%的先天性心脏病患儿手术成功后可恢复良好。

13. 先天性心脏病宝宝智力会有问题吗，会比正常宝宝笨吗？

绝大多数先天性心脏病宝宝智力与正常儿童一样，可以正常学习、工作。只有少数患儿因为术前大脑缺氧缺血、手术打击以及术后恢复困难等因素的影响出现不同程度的脑损伤，可能存在运动能力、情感、语言及注意力、视觉空间能力及执行能力的落后，这类宝宝术后需要定期进行康复治疗。先天性心脏病对智力的影响需要根据宝宝病情（如心功能情况和是否有并发症等）综合考虑，不能一概而论。

 14. 先天性心脏病宝宝成年后可以正常结婚生子吗？

绝大多数先天性心脏病宝宝在心脏畸形矫治后并经规范化随访指导，心脏及机体各方面功能与正常宝宝一样，因此完全能胜任各种学习、工作及运动，成年后可以正常结婚生子。对于患有复杂型先天性心脏病的宝宝，多数经过手术治疗及术后护理康复，心功能基本可达到正常人水平，同样能正常婚育。只有极少数宝宝，比如经过单心室手术、格林手术、全腔手术、姑息性手术等手术后，因为心脏畸形过于严重，成年后是否能够生育，仍需要根据心功能情况咨询心脏科医生而定。

15. 为什么父母家族中都没有先天性心脏病，宝宝会得先天性心脏病？

先天性心脏病可能是由父母生殖细胞、染色体畸变所引起的，因此具有一定程度的家族发病趋势，但目前遗传学研究认为，多数的先天性心脏病是由多个基因与环境因素相互作用所形成，也就是说父母亲有先天性心脏病，并不能直接导致子女得病。更大的影响因素还是取决于胎儿前3个月在宫内的发育情况。如果早期母亲接触了放射性检查，如X光、CT等，或患病毒性感冒，感染风疹病毒，甚至是食用不健康的食物，都有可能导致胎儿心脏发育不良，甚至畸形。

 16. 第一胎宝宝已经患有先天性心脏病，还能生第二胎吗？

概括来说，先天性心脏病发病是由遗传因素与环境因素所致，多为二者共同作用导致。单纯遗传因素不到10%，所以若第一胎宝宝是先天性心脏病，二胎患先天性心脏病的风险不会很高，仅有1%～6%的可能，也就是说100个一胎宝宝为先天性心脏病的家庭中，二胎再发生先天性心脏病的家庭只有1～6个，所以家长们不用太过担忧。但建议这类父母在计划二胎之前，最好咨询产科医生和心脏专科的医生，以便科学合理备孕，同时孕期应按时做好产检。

17. 宝宝已经患有先天性心脏病，将来会遗传给他（她）的宝宝吗？

先天性心脏病患者的后代患先天性心脏病的风险会较正常人稍高，但比例很低，只有不到 10% 的先天性心脏病病因与染色体畸形或基因突变有关。这类宝宝除了心脏病以外，可能还合并其他系统或肢体器官畸形，这时，其下一代患先天性心脏病的可能性才比较大，那些不合并染色体畸形或基因突变的先天性心脏病宝宝成年后生育的下一代，患先天性心脏病的概率虽然高于正常人群，但大多数下一代是健康的。如果宝宝的双方父母患有先天性心脏病，那么生育的宝宝出现先天性心脏病的概率可能会增大一点。

18. 先天性心脏病宝宝服用万艾可期间可以吃鱼肝油吗？

万艾可是用于降低肺动脉高压的，宝宝出院后需要严格按照医生的医嘱和护士的宣教每天按时服用。在服药期间是可以同时服用鱼肝油的，两个药物之间没有影响，但服药时须间隔一到五分钟。鱼肝油含有维生素 D 和维生素 A，前者可帮助钙的吸收，后者可预防干眼症、维持正常生长。鱼肝油还可以预防、治疗佝偻病，是强壮骨骼的营养物品。

19. 先天性心脏病宝宝喂药可以使用奶瓶吗？

不建议使用奶瓶喂药。大部分宝宝需要用奶瓶喝奶，如果用奶瓶给宝宝喂药，宝宝就会以为奶瓶是用来喝药的，会产生抗拒感，以后一旦用奶瓶喂奶，他（她）第一反应是以为要吃药了，宝宝可能会不愿意吸。所以尽量不要用奶瓶给宝宝喂药，以免宝宝抗拒奶瓶，不愿喝奶。

一般给宝宝喂的药多数是颗粒状或是液体的，家长可以选择用小勺给宝宝喂药，喂药时注意要将小勺多伸进口腔内一些，以免宝宝将药吐出来。

 20. 先天性心脏病宝宝不愿意吃药，怎么办？

家长切勿喂药前制造紧张气氛。很多家长喜欢先入为主地认为宝宝一定会抗拒吃药，或者觉得让宝宝吃药便是遭罪，家长的紧张情绪常常会感染宝宝，让宝宝对接下来发生的事产生恐惧。宝宝不合作有时往往不是被药苦到了，而是被大人吓到了。给宝宝喂奶也可以巧用工具，现在市面上可以方便地买到带有刻度的吸管喂药器，这简直是妈妈们的一大福音，吸药、喂药、清洗都十分方便，可以省去诸多麻烦。6岁以下的宝宝吞咽功能尚未完善，直接服用片剂容易引起窒息，最好不要选择片剂类药物，如果实在需要服用片剂，一定要向药师询问清楚服药方法。

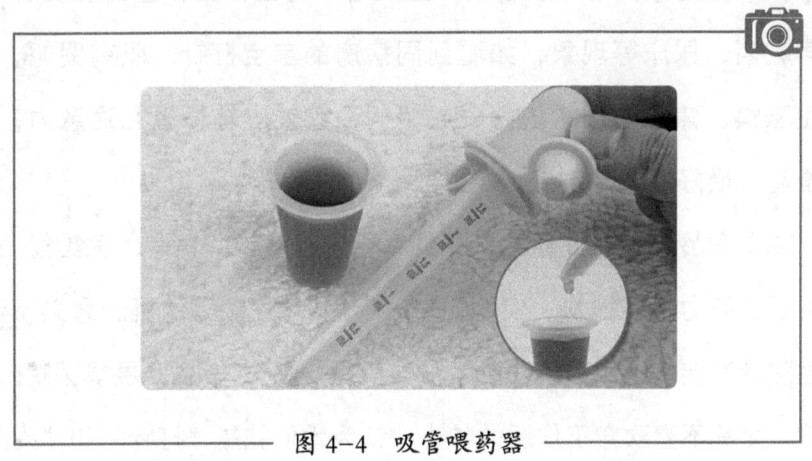

图 4-4 吸管喂药器

喂药时宝宝应取半卧位或侧身。不要让宝宝平躺着吃药,这样他们很容易被呛着,应该让宝宝把头侧向一边。最好将宝宝抱在怀里或采取半卧位,上半身稍高,适当固定手脚,再紧贴着嘴角喂药。如果宝宝不愿意咽药,可用拇指和食指轻捏两颊,使其吞下。

21. 不同年龄阶段的先天性心脏病宝宝可能出现哪些心理问题?

(1)婴儿期宝宝有欲求、喜悦、厌恶、愤怒、惊骇、烦闷等情绪反应,比较容易适应新环境,但无语言表达能力,所以当宝宝病痛、不适、饥饿等只能用哭声表示,家长应注意,宝宝的哭泣就是情绪的表达。

(2)幼儿期的宝宝容易激动、疲劳,易受外界影响而注意力不集中、不稳定等,刚入院容易产生厌恶、对立情绪,会出现发脾气、大声喊叫、尿床等现象,如看到同病房的宝宝打针、服药哭叫,会产生恐惧、焦虑心理,随同一起哭叫,家长应转移患儿注意力,玩具是幼儿最好的安慰剂。

(3)学龄前期患儿逐渐开始懂事,自我意识、语言、思维能力迅速发展,智力发育很快。但他们对"疾病""住院"的概念意义不清,对住院诊治疾病不能理解,时常被认为是"惩罚",患儿畏惧医院陌生环境,尤其不喜欢穿工作服的护士,认为她们就是"打针"和"疼痛"的象征,经常拒绝检查和治疗。家长应鼓励患儿以勇敢精神配合治疗,如给他们讲小英雄、解放军叔叔的故事,使患儿增强战胜疾病的信心,并可树立身边的小榜样,激发其好强心理。

(4)学龄期的患儿已具备一定的知识和思维能力,对疾病的表现、治疗、预后都有一定的认识,家长应注重心理护理。

22. 如何从生理和心理上照料先天性心脏病的宝宝?

家中有先天性心脏病的儿童,家长首先应该在饮食方面让宝宝合理膳食、注意营养,这样可以提高宝宝的机体免疫力,对抗各种感染;其次,是一定要让宝宝注意休息、避免过度劳累。如果是患有法洛四联症等比较严重的疾病,平常一定要限制宝宝的活动量。在换季的时候建议及时地给宝宝接种疫苗,比如流感疫苗接种以后可以有效地防止上呼吸道感染，除此之外就是不要让宝宝去人多的地方，因为这样也对宝宝的免疫力会造成一定的影响。在心理方面，家长应放平心态，别给宝宝增加心理负担。

 23. 该如何纠正先天性心脏病孩子的心理问题?

家长对先天性心脏病宝宝在术前除了饮食与活动方面要给予悉心照顾外，还要在心理上给予足够的重视。既不能因为孩子患病而对宝宝过分宠爱，养成宝宝任性、以自我为中心的个性，也不能认为宝宝有心脏病而降低要求，使宝宝产生自卑和胆怯心理。通过心理支持、疏导，鼓励宝宝正确认识疾病，积极配合治疗，消除心理障碍。

在手术矫治后，更要重视心理的康复。在患儿病情稳定、心功能恢复良好的状态下，应逐渐增加其活动量和活动范围，让他们多接触同龄儿童，通过玩耍建立正常的人际交往关系，消除孤独心理。父母在教育方式上要多采用鼓励式，让宝宝多做些力所能及的事，提高宝宝独立生活能力和社会适应能力，改变溺爱行为，使宝宝在开朗、愉快的心境下生活。先天性心脏病患儿的父母应抓住患儿手术矫正后的可塑时机，创造良好的环境和使用正确的教育方法来培养宝宝良好的性格。

24. 为什么先天性心脏病术后需要定期复查?

对宝宝心脏进行手术修复的过程本身就是对心脏的一次"伤害"。目前认为,先天性心脏病应该归入慢病管理,因为需要长期监视其病理生理学改变,因此所有接受手术治疗的先天性心脏病宝宝术后需要一段较长的时间规范地随访复查,便于医生对宝宝手术效果、心功能恢复状况、伤口愈合情况及是否存在心律失常和其他远期并发症作出评估。一般建议术后1个月、3个月、6个月、12个月定期复查,不适随诊,以便及早发现可能存在的术后并发症,避免错过治疗时机。

 25. 先天性心脏病术后复查需要注意些什么?

先天性心脏病不同于其他疾病,手术后定期复查的目的是评估手术治疗的效果,发现异常情况,必要时给予科学的干预,包括药物的调整,甚至需要再次手术或介入治疗。因此,家长要对先天性心脏病手术后宝宝的复查非常重视。

家长必须遵医嘱,定期带宝宝到专科医生那里复查宝宝先天性心脏病手术治疗的效果。一般出院后1个月、3个月、6个月、12个月需定期复查。如果患儿恢复较好,建议每1~2年复查1次,直到成年。建议到宝宝接受手术的医院进行复查,以便于对手术前后的资料以及每次复查的资料进行对比。复查时需要带上宝宝疾病相关资料，并告知医生自出院或上次复查以来，宝宝的精神、饮食、活动、大小便、身高体重增长及服药情况。

参考文献

[1] Hedenstierna G, Meyhoff CS, Perchiazzi G, etal.Modification of the World Health Organization Global Guidelines for Prevention of Surgical Site Infection Is Needed[J]. Anesthesiology, 2019, 131（4）：765-768.

[2] 黄苗，顾莺，周英凤，等.先心病患儿喂养循证实践方案的准备度评估[J].护士进修杂志，2018，33（10）：871-875.

[3] 谢微.国产封堵器介入治疗先心病中经胸超声和造影测量法的应用效果[C].临床急重症经验交流高峰论坛.天仕运国际文化发展中心；中国医药教育协会，2015.

[4] 李莹莹，杨杰孚.SCAI/HFSA心导管有创血液动力学检查在心血管疾病诊断和管理中应用的临床专家共识解读[J].中国循环杂志，2017，32（Z2）：19-22.

[5] 顿艳婷，刘艳存，张林虹.移动互联网管理在先天性心脏病术后患儿延续性护理中的应用效果评价[J].中国护理管理，2019，19（7）：968-972.